최신 의학 데이터로 알게 된
약 · 저염에 의존하지 않고

혈압을 낮추는 방법

최신 의학 데이터로 알게 된
약藥 · 저염低鹽에 의존하지 않고
혈압을 낮추는 방법

야마구치 다카야 지음
박유미 옮김

SAISHINIGAKUDATA GA MICHIBIKIDASHITA KUSURI, GENEN NI TAYORANAI
KETSUATSU NO SAGEKATA
© TAKAYA YAMAGUCHI 2023
Originally published in Japan in 2023 by YUSABUL Co.,Ltd, TOKYO,
Korean translation rights arranged with YUSABUL Co.,Ltd, TOKYO,
through TOHAN CORPORATION, TOKYO, and EntersKorea Co., Ltd., SEOUL.

머리말

"고혈압은 약으로 치료하는 것보다 생활 습관을 개선하는 편이 돈을 더 절약할 수 있다고 말해주면 되지." ——고미네(小峰) 치과의원의 원장이신 고미네 가즈오(小峰一雄) 선생님이 해 준 이 말이 계기가 되어 이 책을 기획하게 되었습니다.

고혈압을 앓고 있는 사람은 약 1,000만 명이라고 합니다. 고혈압으로 인해 약을 복용하면 개인적으로는 연간 약 10만 엔이 필요하지만, 실제로는 이 액수의 몇 배나 되는 돈이 움직이고 있습니다. 건강보험이 적용되기 때문이죠. 고혈압 관련 의료비로 1조 7,000억 엔 이상을 사용하고 있습니다.

나는 연간 10만 엔이나 되는 치료비를 지불해야 한다면 생활 습관을 개선해서 치료하는 편이 낫다고 생각합니다. 또 그것이 많은 사람에게 먼 미래에도 득이 된다는 것을 알고 있습니다.

약을 먹는 사람들에게서 곧잘 "약을 끊고 싶어도 끊을

수가 없다" "약을 끊는 것이 두렵다"라는 말을 듣곤 합니다. 이유를 물어봤지만, 그들이 약을 끊을 수 없는 이유도 두려워하는 이유도 제대로 이해하지 못한다는 것을 알았습니다. 또 혈압이 올라갔지만 약은 먹고 싶지 않다든가, 약을 먹고 있지만, 약이 아닌 다른 방법이 없을까 하고 생각하는 사람의 대부분은 쏟아지는 정보에 갈피를 잡지 못하고 있었습니다.

그런 사람을 위해 이 책에서는 '약으로 혈압을 낮춰도 동맥경화 등의 병을 막지 못한다는 데이터' '동맥경화 등 혈관 질환에 걸리는 진짜 이유' '약이 아닌 다른 해결법은 뭘까?'에 대해서 알려 줍니다.

고혈압은 개인으로서는 어쩔 수 없는 요인이 얽혀 있을 수 있어, 사람과 환경의 관련성에 대해서도 언급합니다. 혈압이 높다는 것은 단순히 혈관이나 심장의 문제가 아니라 몸 전체와 환경의 문제입니다.

이 책을 집필하기 위해서 다시 한번 전 세계 논문과 연구를 훑어보고 확실한 증거와 데이터에 근거하면서 설명했습니다. 또 그 과정에서 최근 고혈압의 2대 치료법으로 알려진 저염에 대해서도 알려진 것만큼 효과가 없다는 것을 데이터로 알게 되었습니다.

지금까지 의사가 하는 말만 믿고 고혈압약을 먹고 소금을 과하게 줄이려고 애썼던 사람들에게는 놀랄 만한 내용이 되겠지만, 이 책을 다 읽을 때쯤이면 데이터에 근거한 고혈압과 뇌 심혈관 질환에 관한 올바른 지식을 이해할 수 있게 되리라 생각합니다.

이 책을 읽기 전에 한 가지 알아두면 좋을 전문 용어가 있습니다. 이 책의 문장 중에 '유의차(有意差)'라는 말이 자주 나오는데, 통계에서 사용되는 용어로 2개의 데이터를 비교해서 '의미 있는 차이가 있다'는 뜻입니다. 예를 들어 나가노현과 아오모리현의 평균 수명에 차이가 있다는 것을 알았을 때 오차 범위 내인지, 아니면 오차 범위 밖인지에 따라, 오차 범위 밖이면 유의차가 있고 오차 범위 내이면 유의차가 없는 것입니다.

문장 속에 유의차가 있다고 했다면 그것은 우연히 그렇게 된 것이 아니라 두 그룹 사이에 분명 차이가 존재한다는 뜻입니다. 이 책이 독자 여러분의 건강에 도움이 되기를 바랍니다.

문장 속의 숫자(예❶)는 인용한 참고 문헌을 나타냅니다.

또 도표의 흰색 글씨 숫자도 마찬가지로 인용한 참고 문헌을 나타냅니다.

제1장

고혈압과 약의 관계

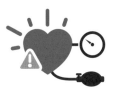

◉혈압 강하제가 증상을 만든다

"고혈압입니다"라는 말을 들으면 어떤 생각이 떠오를까요?

고혈압이라는 진단을 받고 기분이 좋을 사람은 없습니다. 또 건강 검진을 해 보니 혈압이 떨어지지 않아서 우울한 기분이 들거나, 의사에게 이런저런 문제점을 지적받는 것이 지긋지긋하다는 사람도 많을 것입니다.

나는 환자에게서 "언제까지 약을 먹어야 하나요?"라든가 "먹기 시작하면 계속 먹어야 하는 거죠?"라는 말을 자주 듣습니다. 어떤 약이든 당연히 부작용의 위험성이 있고 먹을지 안 먹을지는 결국 본인이 결정할 일입니다. 의사가 말했다고 해서 고분고분하게 따라야 하는 것은 아닙니다.

나는 독자들이 이 책을 읽게 됨으로써 고혈압의 위험성과 약물 복용의 위험성 및 이점을 이해할 수 있게 되기를 바랍니다.

요즘 너무 많은 정보가 넘쳐나서 실제로 원하는 정보를 구하기가 상당히 어려워졌습니다.

쇼핑을 가서 뭔가를 사려고 할 때 그 상품의 나쁜 점을 알려주는 점원은 거의 없을 것입니다.

마찬가지로 약을 복용하면서도 실질적인 위험성에 대해 알기는 상당히 어려운 일입니다.

전자 제품에는 취급설명서가 붙어 있고 화장품에는 용기에 성분표와 독성시험 결과가 적혀 있습니다. 약에도 효과가 적힌 사용설명서가 첨부되어 있습니다.

이런 내용을 확인하는 사람은 별로 없겠지만, 예를 들어 2018년에 일본에서 혈압 강하제 부문 시장 점유율 1위를 차지한 암로디핀(amlodipine)의 사용설명서를 살펴보겠습니다.

깨알 같은 글씨를 읽어 보니 **혈압을 낮춰 준다고 적혀 있지만, 심근경색이나 뇌경색을 줄인다는 말은 한마디도 없습니다. 임상 시험에서 조사하지 않았기 때문이죠.**

부작용으로는 부종이 나타날 확률이 높고 어지럼증이나 실신을 동반할 수 있다고 합니다.

혈압이 높아서 혈압 강하제를 먹고 있는 사람들은 '어지러운 건 혈압이 높기 때문이야'라고 생각하는 경우가 있는데, 실제로는 오히려 약을 먹어서 어지럼증이 나타난 것일 수도 있습니다.

암로디핀의 부작용에는 두통도 있습니다.

많은 사람은 혈압이 높아서 어지럼증이나 두통이 발생

한다고 생각하지만 실제로는 오히려 혈압을 낮추려고 약을 먹었다가 이런 증상이 나타날 수 있습니다. 그러면 도대체 약을 왜 먹어야 하는 걸까요?

약에 대한 사용설명서는 인터넷에서 검색해 봐도 확인할 수 있습니다. 약을 복용해야 한다면 자신의 몸으로 들어가는 것이니 한 번 꼼꼼하게 읽어 보기를 권합니다.

◉고혈압이란 뭘까?

도대체 고혈압이란 뭘까요? 혈액을 온몸 구석구석으로 보내기 위해서는 심장에서 적절한 압력이 만들어져야 하는데, 이것이 바로 혈압입니다.

여기서부터 생각해 볼 필요가 있습니다.

혈압은 '최대 혈압'인 수축기 혈압과 '최소 혈압'인 확장기 혈압 2가지가 있습니다. 흔히 정상이라고 말하는 130/90의 형태로 표기하죠.

수축기 혈압은 좌심실이 수축할 때의 압력을, 확장기 혈압은 좌심실이 확장될 때의 압력을 나타냅니다. 즉 수축기 혈압은 심장이 수축하면서 혈액을 내보낼 때 혈관이 받는 힘을 나타내며, 확장기는 혈관의 경도와 긴장도를 나타

암로디핀정 사용설명서(원문)

**2022年12月改訂(第17版)
*2021年2月改訂

日本標準商品分類番号 872171

高血圧症・狭心症治療薬
持続性Ca拮抗薬

日本薬局方 アムロジピンベシル酸塩錠

アムロジピン錠 2.5mg「QQ」
アムロジピン錠 5mg「QQ」
アムロジピン錠 10mg「QQ」

AMLODIPINE Tab. 2.5mg「QQ」・Tab. 5mg「QQ」・Tab.10mg「QQ」

規制区分：劇薬、処方箋医薬品
　　　注意―医師等の処方箋により使用すること
貯　法：室温保存
使用期限：外箱等に表示
注　意：「取扱い上の注意」の項参照

	錠2.5mg「QQ」	錠5mg「QQ」	錠10mg「QQ」
承認番号	22400AMX00680000	22400AMX00681000	22500AMX00320000
薬価収載	2012年12月		2013年6月
販売開始	2008年7月		2013年6月

**　禁忌(次の患者には投与しないこと)
ジヒドロピリジン系化合物に対し過敏症の既往歴のある患者

組成・性状

販売名	アムロジピン錠 2.5mg「QQ」	アムロジピン錠 5mg「QQ」	アムロジピン錠 10mg「QQ」
成分含量	1錠中アムロジピンベシル酸塩3.47mg（アムロジピンとして2.5mg）を含有	1錠中アムロジピンベシル酸塩6.93mg（アムロジピンとして5mg）を含有	1錠中アムロジピンベシル酸塩13.87mg（アムロジピンとして10mg）を含有
添加物	D-マンニトール、リン酸水素Ca、トウモロコシデンプン、ヒドロキシプロピルセルロース、カルメロースCa、タルク、ステアリン酸Mg、ヒプロメロース、酸化チタン、カルナウバロウ		
色調・剤形	白色フィルムコーティング錠	白色割線入りフィルムコーティング錠	白色割線入りフィルムコーティング錠

販売名	外形（直径・厚さ）・質量・識別コード		
アムロジピン錠 2.5mg「QQ」	表面 QQ408 / 裏面 2.5 / 側面 直径：6.1mm　厚さ：2.8mm　質量：94.0mg 識別コード：QQ408		
アムロジピン錠 5mg「QQ」	表面 QQ409 / 裏面 5 / 側面 直径：8.1mm　厚さ：3.4mm　質量：188.0mg 識別コード：QQ409		
アムロジピン錠 10mg「QQ」	表面 QQ410 / 裏面 10 / 側面 直径：8.6mm　厚さ：4.1mm　質量：260.0mg 識別コード：QQ410		

効能・効果

高血圧症、狭心症

〔効能・効果に関連する使用上の注意〕
本剤は効果発現が緩徐であるため、緊急の治療を要する不安定狭心症には効果は期待できない。

用法・用量

成人への投与

・狭心症
通常、成人にはアムロジピンとして5mgを1日1回経口投与する。
なお、症状に応じ適宜増減する。

小児への投与〔アムロジピン錠2.5mg、5mg「QQ」〕
・高血圧症
通常、6歳以上の小児には、アムロジピンとして2.5mgを1日1回経口投与する。なお、年齢、体重、症状により適宜増減する。

〔用法・用量に関連する使用上の注意〕
〔アムロジピン錠2.5mg、5mg「QQ」〕
6歳以上の小児への投与に際しては、1日5mgを超えないこと。

使用上の注意

1. 慎重投与（次の患者には慎重に投与すること）
   (1)過度に血圧の低い患者（さらに血圧が低下するおそれがある。）
   (2)肝機能障害のある患者〔本剤は主に肝で代謝されるため、肝機能障害患者では、血中濃度半減期の延長及び血中濃度-時間曲線下面積（AUC）が増大することがある。高用量（10mg）において副作用の発現率が高まる可能性があるので、増量時には慎重にすること。〕
   (3)高齢者（「高齢者への投与」の項参照）
   (4)重篤な腎機能障害のある患者〔一般的に腎機能障害のある患者では、降圧に伴い腎機能が低下することがある。〕
2. 重要な基本的注意
   (1)降圧作用に基づくめまい等があらわれることがあるので、高所作業、自動車の運転等危険を伴う機械を操作する際には注意させること。
   (2)本剤は血中濃度半減期が長く投与中止後も緩徐な降圧効果が認められるので、本剤投与中止後に他の降圧剤を使用するときは、用量並び…
   慎重に投…
3. 相互作用
   本剤の代謝…
   考えられて…
   併用注意…

薬剤名等	
降圧作用を有… 薬剤	
CYP3A4阻害剤 エリスロマイシン ジルチアゼム リトナビル イトラコナゾー…	
CYP3A4誘導剤 リファンピシン	

薬効薬理

ジヒドロピリジン系カルシウム拮抗薬としての作用を示すが、作用の発現が緩徐で持続的であるという特徴を有する。
ジヒドロピリジン系カルシウム拮抗薬は膜電位依存性L型カルシウムチャネルに特異的に結合し、細胞内へのカルシウムの流入を減少させることにより、冠血管や末梢血管の平滑筋を弛緩させる。非ジヒドロピリジン系カルシウム拮抗薬（ベラパミルやジルチアゼム）と比較すると、血管選択性が高く、心収縮力や心拍数に対する抑制作用は弱い。[5]

(2) その他の副作用
次のような副作用が認められた場合には、必要に応じ、減量、投与中止等の適切な処置を行うこと。

	頻度不明
肝臓	ALT（GPT）上昇、AST（GOT）上昇、肝機能障害、Al-P上昇、LDH上昇、γ-GTP上昇、黄疸、腹水
循環器	浮腫[注1]、ほてり（熱感、顔面潮紅等）、動悸、血圧低下、胸痛、期外収縮、洞房又は房室ブロック、洞停止、心房細動、失神、徐脈、徐脈
精神・神経系	眠気・ふらつき、頭痛・頭重、眩暈、振戦、末梢神経障害、気分動揺、不眠、錐体外路症状
消化器	心窩部痛、便秘、嘔気・嘔吐、口渇、消化不良、下痢・軟便、排便回数増加、口内炎、腹部膨満感、胃腸炎、膵炎
筋・骨格系	筋緊張亢進、筋痙攣、背痛、関節痛、筋肉痛
泌尿・生殖器	BUN上昇、クレアチニン上昇、頻尿・夜間頻尿、尿管結石、尿潜血陽性、尿中蛋白陽性、勃起障害、排尿障害
代謝異常	血清コレステロール上昇、CK（CPK）上昇、高血糖、糖尿病、尿中ブドウ糖陽性
血液	赤血球減少、ヘモグロビン減少、白血球減少、白血球増加、紫斑、白血球減少
過敏症[注]	発疹、瘙痒、蕁麻疹、光線過敏症、多形紅斑、血管炎、血管浮腫
口腔	（連用により）歯肉肥厚
その他	全身倦怠感、しびれ、眼痛、耳鳴、鼻出血、味覚異常、疲労、咳、発熱、視力異常、呼吸困難、異常感覚、多汗、血中カリウム上昇、女性化乳房、脱毛、鼻炎、体重増加、体重減少、疼痛、皮膚変色

19

냅니다.

척추동물은 물에서 육지로 진출하면서 중력을 받게 됩니다. 인간의 뇌는 심장보다 높은 곳에 있습니다. 따라서 뇌의 혈류가 가장 부족해지기 쉬운데, 이 혈류 부족을 막기 위해서 심장에서 뿜어낸 혈액이 중력을 이겨내고 공급되어야 하므로 필연적으로 혈압이 높아집니다. 흔히 기린은 목이 길어서 혈압이 높다고 하는데 코끼리와 소, 고양이, 돼지도 혈압이 높습니다. 조류도 일반적으로 혈압이 높은데 그중 칠면조는 최고 혈압이 300~400mmHg으로 가장 높습니다.

이 동물들의 혈압이 높다고 해서 모두 건강 상태가 불량하다는 뜻은 아닙니다. **혈압이 높아도 혈관이 견딜 수 있다면 건강합니다.**

사람의 건강은 혈액 순환에 따라 좌우됩니다. 혈관의 노화가 진행되면 사람도 노화되는데, 혈관 노화의 원인으로 알려진 것이 일반적으로 고혈압입니다. 하지만 혈압이 높아도 장수하는 사람들이 많이 있습니다. 즉 혈압이 높은 것과 혈관의 노화가 반드시 같은 뜻은 아니라는 말입니다.

혈압이 높으면 동맥경화가 진행된다고 하죠. 그리고 동맥경화가 진행되면 심근경색이나 뇌경색이 되고, 신장이

암로디핀정 사용설명서(번역)

**2022년 12월 개정제17판
*2021년 2월 개정

일본 표준상품 분류번호 #72171

고혈압 증상·협심증 치료약
지속성 칼슘 길항제

일본 약전 암로디핀 베실산염(Amlodipine Besilate)정

암로디핀정 2.5mg 「QQ」
암로디핀정 5mg 「QQ」
암로디핀정 10mg 「QQ」

AMLODIPINE Tab. 2.5mg 「QQ」·Tab. 5mg 「QQ」·Tab.10mg 「QQ」

규제구분 : 극약, 처방전 의약품
　　　　　주의 : 의사 등의 처방전에 따라 사용할 것
저 장 법 : 실온보과
사용방법 : 제품 겉 상자에 표시
주　　의 : '취급상 주의' 항목 참조

	암로디핀정 2.5mg「QQ」	암로디핀정 5mg「QQ」	암로디핀정 10mg「QQ」
승인번호	22400AMX00680008	22400AMX00681000	22500AMX00320000
약값기재	2012년 12월		2013년 6월
판매개시	2008년 7월		2013년 6월

** 금기(다음 환자에게는 투여하지 말 것)
　디히드로피리딘(dihydropyridine)계 화합물에 대해 과민증의 과거 병력이 있는 환자

조성 및 성질

판매명	암로디핀정 2.5mg「QQ」	암로디핀정 5mg「QQ」	암로디핀정 10mg「QQ」
성분 및 함량	1정 중 암로디핀 베실산염정 3.47mg(암로디핀 2.5mg을 함유	1정 중 암로디핀 베실산염정 6.90mg(암로디핀 5.0mg을 함유	1정 중 암로디핀 베실산염정 13.87mg(암로디핀 10mg을 함유
첨가물	D-만니톨(Mannitol), 인산수소칼슘, 하이드록시프로필셀룰로스(hydroxypropyl cellulose), 카르멜로스(carmellose) 칼슘, 활석(talc), 스테아린산(stearin酸) 마그네슘, 하이포멜로스(Hypromellose), 산화티타늄(titanium dioxide), 카르나우바 왁스(Carnauba wax)		
색조 및 제형	백색, 필름코팅정	백색, 활선이 들어간 필름코팅정	백색, 활선이 들어간 필름코팅정

판 매 명	외형(모양, 두께), 질량, 식별 코드		
암로디핀정 2.5mg「QQ」	표면 (QQ 408)	뒷면 (2.5)	측면
	지름 : 6.1mm 두께 : 2.8mm 질량 : 94.0mg		
	식별 코드 : QQ408		
암로디핀정 5mg「QQ」	표면 (QQ 409)	뒷면 (5)	측면
	지름 : 8.1mm 두께 : 3.4mm 질량 : 188.0mg		
	식별 코드 : QQ409		
암로디핀정 10mg「QQ」	표면 (QQ 410)	뒷면 (10)	측면
	지름 : 8.6mm 두께 : 4.1mm 질량 : 260.0mg		
	식별 코드 : QQ410		

효능 및 효과

고혈압증, 협심증

[효능 및 효과와 관련한 사용상의 주의]
이 약은 효과가 나타나는 것이 느리고 빠른 치료를 필요로 하는 불안정 협심증에는 효과를 기대할 수 없다.

용법 및 용량

성인에 대한 투여
· 고혈압증

· 협심증
통상 성인에게는 암로디핀으로 5mg을 1일 1회 경구 투여한다. 또한 증상에 따라 적절하게 가감한다.
소아에 대한 투여[암로디핀정 2.5mg, 5mg「QQ」]
· 고혈압증
통상 6세 이상의 소아에게는 암로디핀으로 2.5mg을 1일 1회 경구 투여한다. 또한 연령, 체중, 증상에 따라 적절하게 가감한다.

[용법 및 용량에 관련한 사용상의 주의]
[암로디핀정 2.5mg, 5mg「QQ」]
6세 이상의 소아에 투여할 때 1일 5mg을 넘지 않을 것.

사용상의 주의

1. 신중하게 투여[다음과 같은 환자에게는 신중하게 투여할 것]
 (1)과도하게 혈압이 낮은 환자(혈압이 더욱 저하될 우려가 있다)
 (2)간 기능 장애가 있는 환자(이 약은 주로 간에서 대사되므로 간 기능 장애 환자에게는 혈중 농도 반감기의 연장 및 혈중 농도 – 시간 곡선하면적(AUC)이 증대할 수 있다. 고용량(10mg)에서 부작용이 발현될 확률이 높아질 수 있으므로 증량 시에는 신중하게 투여할 것)
 (3)고령자(고령자에 대한 투여'항 참조)
 (4)중증의 신기능 장애가 있는 환자(일반적으로 신기능 장애가 있는 환자에게는 혈압 저하로 인하여 신기능이 저하될 수 있다)
2. 중요한 기본적 주의
 (1)혈압 저하에 따른 어지럼증 등이 나타날 수 있기 때문에 높은 곳에서 하는 작업, 자동차 운전 등 위험을 동반하는 기능을 조작할 때는 주의할 것
 (2)이 약은 지속적으로 투여할 필요가 있다. 환자의 상태에 따라 투여를 중지할 경우 서서히 감량하고 신중하게 관찰할 것. 갑자기 투여를 중지하면 병태가 악화될 수 있다.
3. 상호 작용
 이 약은 주로 CYP3A4에 의해 대사되므로 추가 설명 생략
 [함께 복용 주의]

약제명	
혈압강하제	
CYP3A4 저해약 리토나비르 (ritonavir), 딜티아젬 비트로프론 (itraconazole 등)	
CYP3A4 유도약 리팜피신 등	

(2) 그 외 부작용
다음과 같은 부작용이 인정된 경우, 필요에 따라 감량, 투여 중지 등의 적절한 처치를 시행할 것.

분류	부작용(빈도 불명)
간 장	ALT(GPT) 상승, AST(GOT) 상승, 간기능장애, Al-P 상승, LDH 상승, γ-GTP 상승, 황달, 복수
순 환 기	부종주[주], 홍조(열감, 안면홍조 등), 두근거림, 혈압저하, 흉통, 기외수축(심실성, 동방 또는 방실 차단, 동정지, 심방세동, 실신, 빈맥, 서맥
정신·신경계	어지러움, 휘청거림, 두통, 두중, 졸음, 진전, 말초신경장애, 기분동요, 불면, 추체외로 증상
소 화 기	심와부통, 변비, 구토, 구갈, 소화불량, 설사·연변, 배변 횟수 증가, 구내염, 복부팽만, 위장염, 췌장염
근 골 격 계	근긴장 항진, 근경련, 동통, 관절통, 근육통
비뇨·생식기	BUN 상승, 크레아티닌 상승, 빈뇨·야간빈뇨, 요단결석, 요잠혈 양성, 요중단백양성, 발기장애, 여성화유방
대 사 이 상	혈청콜레스테롤 상승, CK(CPK) 상승, 고혈당, 당뇨병, 요중포도당 양성
혈 액	적혈구감소, 헤모글로빈감소, 백혈구감소, 백혈구증가, 자반, 혈소판감소
과 민 증[주]	발진, 가려움, 두드러기, 광선과민증, 다형홍반, 혈관염, 혈관부종
구 강[주]	(지속 사용 시) 치은비대
기 타	전신권태감, 저림, 탈진감, 이명, 코피, 미각 이상, 피로, 기침, 발열, 시야 이상, 호흡곤란, 이상감각, 다한, 혈중칼륨 감소, 여성화유방, 탈모, 비염, 체중증가, 체중감소, 동통, 피부변색

약효 약리

디히드로피리딘(dihydropyridine)계 칼슘 길항제로서의 작용을 나타내지만, 작용의 발현이 완만하고 지속적이라는 특징이 있다. 디히드로피리딘계 칼슘 길항제는 막전위 의존성 L형 칼슘 채널에 특이하게 결합하여 세포 내부로의 칼슘 유입을 감소시켜 관상혈관이나 말초혈관의 평활근을 이완시킨다. 비디히드로피리딘계 칼슘 길항약(베라파밀(Verapamil)과 딜티아젬(diltiazem)과 비교하면, 혈관 선택성이 높고, 심수축력과 심박수에 대한 억제 작용은 약하다.[5]

21

나빠지므로 혈압을 낮추라고 합니다. 하지만 혈압이 높지 않은 사람에게도 뇌경색이나 심근경색이 나타납니다.

즉 '고혈압=동맥경화'가 아니라 고혈압은 동맥경화의 원인 중 하나에 불과합니다.

약을 먹어서 혈압을 낮춰도 대부분 동맥경화를 막을 수는 없습니다. 그런데도 의사에게 진료를 받으면 환자들은 "약을 드세요"라는 말만 듣게 됩니다. 그러면 어떻게 해야 할까요?

지금부터 동맥경화의 근본적인 원인과 예방법에 대하여 살펴보겠습니다.

◉고혈압보다 동맥경화가 문제

고혈압에는 크게 2차성 고혈압과 본태성 고혈압이 있습니다.

2차성 고혈압이란 호르몬 이상이나 신장으로 혈액을 공급하는 신장 동맥이 좁아져서 고혈압이 되는 병입니다. 2차성 고혈압은 각각의 원인에 따라 치료법이 다른데, 수술이나 약물 요법이 필요할 수 있는 고혈압입니다.

본태성 고혈압은 이와 같은 뚜렷한 원인을 알 수 없는

고혈압으로, 사실상 고혈압 환자의 대부분이 본태성 고혈압에 해당합니다.

본태성 고혈압의 원인 중 혈관 내피 장애가 있습니다. 혈관 내피 장애에 대해서는 뒤에서 자세히 설명하겠지만 **이 혈관 내피 장애가 동맥경화의 원인이 되기도 합니다.**

즉, 혈관 내피 장애를 예방하는 것이 동맥경화를 예방하는 방법이 됩니다. 혈압이 높아도 동맥경화가 일어나지 않으면 건강에는 문제가 없습니다. 그러면 동맥경화의 원인이 되는 혈관 내피 장애는 무엇 때문에 언제부터 시작되는 걸까요? 동맥경화 및 혈관 내피 장애에 대해 살펴보겠습니다.

◉동맥경화의 원인 '혈관 내피 장애'

먼저 동맥경화는 현대 선진국의 일반적인 식생활을 하게 되면 유아기부터 그 위험성이 서서히 형성됩니다.

동맥경화는 혈관 내피세포에서 시작됩니다. 혈관 내피세포란 혈관의 가장 안쪽에서 흐르는 혈액과 접하는 세포입니다. 혈관은 고무 튜브나 실리콘 튜브처럼 단순한 통로 역할만 하는 관이 아니라 흐르는 혈액에서 필요한 물질을 밖으로 내보내고 회수할 것은 안으로 끌어들이는 역할도 합니다.

혈관의 가장 중요한 역할은 산소와 이산화탄소를 운반하는 일이지만, 그 외에도 탄수화물과 단백질 및 지방 등의 영양분을 공급하고 노폐물을 수거하는 일도 합니다.

예를 들어 혈관은 동맥, 정맥, 모세혈관으로 나뉘는데, 동맥은 심장에서 산소가 풍부한 혈액을 전신으로 보내주는 역할을 하며, 모세혈관은 온몸의 조직에 산소와 영양분을 공급하고 이산화탄소와 노폐물을 수거합니다. 정맥은 조직에서 걸러진 이산화탄소와 노폐물을 심장으로 되돌려 보냅니다. 또 혈관에는 근육이 붙어 있어 혈관을 수축시키거나 확장시켜 혈액의 흐름과 혈압을 조절해 줍니다.

그리고 혈관 내피세포는 일산화질소(NO)라는 물질을 만듭니다. 이것은 협심증 환자가 발작을 일으켰을 때 먹는 '니트로글리세린'이라는 약과 같은 성분으로, 혈관을 확장시키는 작용을 합니다. 혈관 내피세포의 기능이 떨어지면 일산화질소를 비롯한 혈관 조절 물질이 제대로 만들어지지 않게 됩니다. 이것이 혈압이 올라가는 원인 중 하나입니다.

혈관 내피세포의 표면은 마이너스로 전하를 띠고 있습니다. 적혈구의 표면도 마이너스 전하를 띠고 있기 때문에

제1단계 혈관 내피 기능 이상을 거쳐
동맥경화 발생에서 심혈관 합병증에 이르는 과정

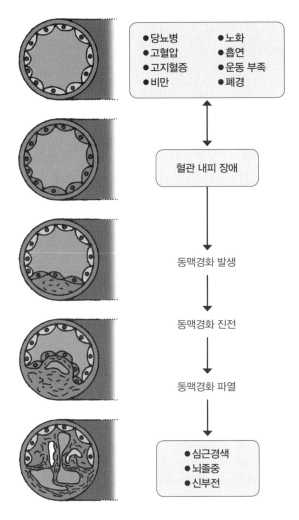

❶히가시 유키히토(東 후仁), 〈동맥경화 첫 단계로서의 혈관 내피 장애〉, 내과학회잡지(제96권 제8호, 2007년 8월 10일)에서 인용하여 일부 변경

마이너스와 마이너스가 서로 반발해서 적혈구가 혈관벽에 잘 붙지 않습니다. 그로 인해 피가 쉽게 흐르게 됩니다. 그런데 혈관 내피세포의 기능이 떨어지면 이 기능도 떨어집니다.

소금의 주성분인 나트륨이 혈관 내에 많이 있거나, 활성산소나 혈당이 높은 상태가 되면 혈관 내피세포의 기능이 떨어집니다.

혈관 내피세포의 기능이 떨어져서 혈관을 확장시킬 수 없거나, 혈관벽에 혈액 속의 물질이 달라붙거나, 혈관 속에서 지방이 산화해 버리거나 하는 상태를 **혈관 내피 장애**라고 합니다.

혈압이 높아도 산화 스트레스(체내 활성산소가 많아져 생체 산화 균형이 무너진 상태)가 증가해서 내피 기능 장애를 일으킵니다.

이런 요인들이 동맥경화의 원인이 됩니다. 콘크리트가 굳어 있는 시냇물에 침전물이 붙어 있는 모습을 상상하면 쉽게 이해할 수 있을 것입니다.

혈압이 높다고 하면 주로 심장이나 혈관에 문제가 있다고 생각하는데, 혈액 자체의 질도 관련이 있습니다. 앞서 언급했듯이 혈당이 높으면 혈관 내피 장애가 발생하기 쉽죠. 또 적혈구 막의 성질이 나빠도 마찬가지로 혈관 내피 장애가 일어나기 쉽습니다. 뒤에서 언급하겠지만 염증성 물질이 많아져도 마찬가지입니다. 일본의 수도 고속도로가 정체되는 것은 도로 구조 문제가 원인이 되기도 하지만, 그곳을 달리는 자동차의 양이나 운전 방법도 정체의 원인이 됩니다.

즉 혈관 내피 장애가 발생하면 동맥경화가 됩니다.

◉고혈압 환자 현황

이제 고혈압의 현황을 살펴보겠습니다.

고혈압 환자는 2015년 조사에서는 993만 7,000명으로 확인됩니다. 일본 후생노동성의 생활습관병 예방을 위한 건강정보 사이트에 따르면 2023년 기준 일본인 1억 2,000만 명 중 약 4,000만 명이 고혈압 상태입니다. 그런데 이들 3명 중 1명은 고혈압증을 인지하지 못하고 10명 중 1명은 고혈압증이라는 사실을 알면서도 치료하지 않습니다.

고혈압 관련 의료비는 1조 7,907억 엔으로 방대합니다. 일본의 연간 의료비가 45조 엔이므로 약 4%에 해당합니다. 이 금액을 알기 쉽게 비교해 보면 방위비가 약 5조 엔,

소방비는 약 2조 엔입니다. 전국 방방곡곡에 있는 소방서에서 지출되는 금액의 약 90%, 방위비의 약 30%에 해당하는 금액입니다.

고혈압이 있는 사람은 평생 의료비가 약 350만 엔이 더 필요합니다❷.

이 연구에서는 흡연자가 오히려 의료비가 적게 든다는 결과가 나왔습니다. 왜 그럴까요? 일찍 사망하기 때문이죠. 고혈압 환자와 비교하면 흡연자가 더 일찍 사망하기 때문에 그만큼 의료비가 적게 듭니다. 그런데 350만 엔이 더 필요한 것은 합병증이 나타나지 않았을 경우입니다.

심근경색을 일으키면 의료비가 100만 엔에서 200만 엔이 더 들고, 뇌경색을 일으키면 후유증 정도에 따라 다르겠지만 150만 엔에서 250만 엔이 더 듭니다. 일반적으로는 그 후에도 통원하면서 약을 먹게 되므로 의료비는 더욱 올라갑니다.

또 대체로 고혈압으로 한 번 진찰을 받으면 약 4,000엔이 듭니다. 약값은 다양하지만 한 달에 수천 엔에서 1만 엔 정도가 필요하죠. 한 달에 한 번 통원하면 연간 10만 엔 정도가 듭니다. 과연 동맥경화를 막는 데 약값에 돈을 들

❷ 혈압 수준별 평균 수명과 평생 의료비(40세 남성)

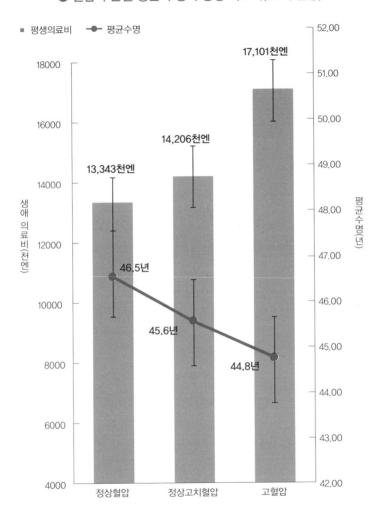

❷ 〈후생노동과학 연구비 보조금(정책과학종합연구사업(정책과학추진연구사업)) 종합연구보고서 '생활 습관 및 검진 결과가 평생 의료비에 미치는 영향에 관한 연구'(연구대표자 쓰지 이치로 도호쿠대학 대학원 의학계 연구과 공중위생학분야 교수)에서 인용하여 일부 수정

인 만큼의 효과가 있을까요?

고혈압은 시작된 후에도 아무런 증상이 나타나지 않지만, 병원에 가면 "고혈압은 동맥경화의 원인이니까 동맥경화를 막으려면 약을 먹어야 합니다"라고 합니다. 약을 먹지 않으면 뇌경색이나 심근경색이 발병할 수 있다든지, 신장이 나빠진다는 말을 들은 경우도 많을 것입니다.

◉이전과 비교해서 떨어진 혈압

일본인의 혈압이 매년 상승하고 있는지 알아보겠습니다. 최근 수십 년간 일본인의 혈압 동향을 살펴보면 혈압은 떨어지고 있는데도 고혈압 환자는 증가하고 있습니다❸.

예전에는 혈압이 높으면 중풍(즉, 뇌혈관 장애)에 걸린다고 했습니다. 과거 일본에서는 혈압이 상승해서 세동맥이 동맥경화를 일으키면 혈관벽이 찢어져 출혈이 발생하면서 뇌출혈이나 뇌경색을 일으키는 라쿠나(lacunar) 경색이 많았습니다. 하지만 지금은 일본인의 혈압이 떨어지기도 해서 그런 병이 상당히 줄었습니다.

이는 심각한 고혈압이 줄어들었고, 또 소동맥의 동맥경

뇌경색의 종류

	죽상 혈전성 뇌경색	심원성 뇌색전증	라쿠나 경색
빈도	34%	27%	32%
위험 인자	●고혈압　●당뇨병 ●지질 이상증 ●흡연　●과음	●심질환 (비판막증성 심방세동 (Non-Valvular Atrial Fibrillation) 등)	●고혈압
원인	비교적 큰 뇌동맥의 죽상 경화에 의한 협착·폐색	심장 안에 혈전이 생기거나, 심장을 통과하는 삽입물(색전자)로 인해 뇌동맥이 막힘	가는 천통지(穿通枝)의 폐색
병의 상태	 경색 혈전 플라크	 경색 색전 혈전	 경색 라쿠나 경색 지방 초자체 변성 (lipohyalinosis)

화를 일으키는 요인이 줄어든 데 따른 결과입니다. 즉, 주로 혈압이 떨어진 데 따른 성과입니다. 혈압이 떨어진 이유는 대체로 일본인의 염분 섭취량이 옛날에 비해 줄었기 때문입니다. 현재 일본인은 평균적으로 매일 10그램이 조금 넘는 소금을 섭취하고 있습니다. 1950년대에는 평균 약 17그램이나 되는 양을 매일 섭취한 적도 있지만, 실제로는 지역 차가 있어서 동북부 지방 일부에서는 55그램을 섭취했다는 데이터도 있습니다❹.

과거 일본에서는 현재의 1.75~5배나 되는 염분을 섭취했기 때문에 그것이 혈관계 질병으로 이어졌습니다.

그러다가 생활양식이 변화되면서, 말하자면 냉장고의 보급으로 염분 섭취량이 줄어든 것이죠. 소금은 보존료(保存料)로 사용되기 때문에 장아찌를 만들 때 사용되던 소금의 양이 줄었다는 점도 생각할 수 있습니다. 염분 섭취량이 17그램(실제로는 섭취량이 더 많았음)에서 10그램으로 감소한 것은 고혈압에 효과가 있었을 테지만, <u>더이상 줄여도 비슷한 정도의 효과가 나타나지는 않는다고 생각합니다. 왜냐면 염분 섭취량은 고혈압이나 동맥경화의 여러 원인 중 하나일 뿐이기 때문입니다.</u>

특히 진료 시에 자주 듣는 6그램 이하로 소금 섭취를 줄이라는

말은 그대로 받아들일 필요가 없다고 생각합니다. 자세한 이유는 뒤에서 설명하겠지만 계속 소금 섭취를 줄이라고 하는 이유는 아마 혈압을 낮추기만 해도 뇌출혈 및 뇌경색 감소 효과가 상당하기 때문일 것입니다. 지금도 많은 사람이 혈압을 낮추면 동맥경화 증상이 개선될 것이라는 환상을 품고 있습니다.

◉혈압은 떨어지는데 고혈압 환자는 왜 늘어날까?

그러면 혈압이 떨어졌는데 왜 고혈압 환자가 늘어났을까요? 고혈압의 기준이 바뀌었기 때문입니다. **옛날 기준으로는 나이에 90을 더한 수치가 정상이었습니다. 그러다가 시대가 바뀌면서 정상 기준치가 점점 낮아졌습니다. 일본인의 혈압이 떨어지는 것보다 빠른 속도로 기준이 낮아졌기 때문에 고혈압 환자가 증가한 것이죠.**

일본인의 혈압이 떨어졌는데도 고혈압 환자가 증가한 것은 그런 이유 때문입니다.

그래프(❸−2)를 보면 혈압이 내려가서 라쿠나 경색과 피각 출혈(putaminal hemorrhage)이 줄어들고 있는 것을 알 수 있지만, 도중에 내려가다가 멈춰 있는 것이 보입니다. 그 후 비율이 증가하는 것이 바로 죽상경화증(atherosclerosis)입니다.

라쿠나 경색과 죽상경화증은 발생하는 위치가 다릅니다. 죽상경화증은 라쿠나 경색보다 굵은 혈관에서 나타나며, 이 두 가지는 원인도 다릅니다. 라쿠나 경색은 주로 혈압이 높은 데 따른 동맥경화가 원인이며, 죽상경화증은 혈관 속에 산화한 지질이 쌓이는 것이 주요 원인이 되어 발생합니다.

혈압이 떨어지는데 죽상경화증이 증가하는 것은 혈압이 주요 원인이 아니기 때문입니다.

원래 고혈압 치료의 목적은 혈압을 낮추는 것이 아니라 동맥경화를 예방하는 것이며, 최종적으로는 동맥경화가 발병하더라도 그로 인한 질병이 발생하지 않도록 하는 것입니다. 말하자면 혈압을 낮춤으로써 사망자 수가 줄어들어야 합니다. 고혈압약을 먹었는데 오히려 사망자 수가 늘어났다면 약을 먹을 의미가 없습니다. 심근경색으로 인한 사망자 1명을 줄이기 위해 어떤 이유로든 10명의 사망자가 증가했다면 의미가 없는 것입니다.

❸-1 성별 및 연령별에 따른
평균 수축기 혈압의 연차 추이 : 1961~2010년

문헌 25에서 수정 인용

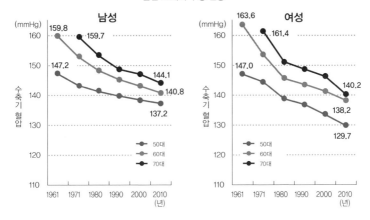

❸-2 뇌경색 및 뇌출혈 유형별에 따른
발병률 추이 : 1961~1990년

문헌 11, 12에서 저자 작성

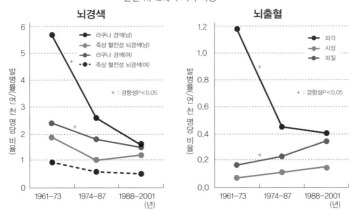

❷ 고쿠보 요시히로(小久保喜弘), 〈국내외 뇌졸중 추이〉 2017년 12월 일본 순환기병예방학회지 제
52권 제3호 총설(순환기병 예방총설 시리즈3 : 기술역학편1)에서 인용하여 일부 개정

◉혈압약은 효과가 없다

그러면 약을 먹고 혈압을 낮추면 사망률을 얼마나 줄이는 효과가 있는지 알아보겠습니다.

중등도 고혈압이면서, 심혈관 관련 위험 인자가 없는 사람이 약을 먹은 경우와 먹지 않은 경우에 사망률, 심혈관 질환, 심근경색, 뇌경색이 발생하는 비율에 대해 15년 동안 관찰한 연구가 있습니다[5].

중등도 고혈압은 140/90~160/99인 경우를 말합니다. 이들 중 그 당시까지 심혈관 질환이나 좌실 비대(고혈압이 오래 지속되면 나타나는 좌심실 근육의 비대), 심방세동(부정맥의 일종), 당뇨병, 만성 신장 질환을 일으킨 적이 없고 연소성 심질환의 가족력이 없는 사람을 대상으로 관찰했습니다. 대상자 연령의 중간값은 남녀 모두 55세 미만입니다. 건강 검진에서 혈압이 높은 편이라는 말을 들었다면 대부분 해당됩니다. 인원수는 치료군과 비치료군 모두 1만 9,143명입니다.

그런데 15년이 지난 뒤 어떻게 되었을까요. 총사망자 수는 치료군이 860명, 비치료군이 781명으로 혈압약을 먹은 쪽의 사망자 수가 약 1.1배 많았습니다. 하지만 이 경우는 유의차가 없습니

1950년대 일본인들의 염분 섭취량

❹-1 평균 염분 섭취량과 고혈압 환자의 비율

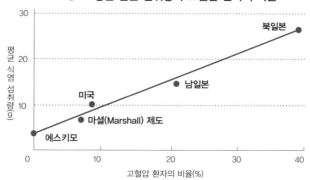

❹-2 평균 염분 섭취량과 10만 명당 뇌출혈 사망률

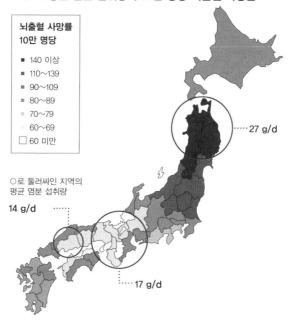

❹LK Dahl SALT INTAKE AND DEVELOPMENT OF ESSENTIAL HYPER TENSION International Journal of Epidemiology 2005;34:967-972에서 인용하여 일부 수정

다(통계적으로 오차 범위 내이기 때문).

　다음으로 중등도 고혈압이면서 심혈관 질환이 발병한 경우를 보면 치료군이 718명, 비치료군이 700명입니다. 약을 먹은 쪽(치료군)이 1.02배로 많은데, 이 경우도 유의차는 없습니다.

　가장 궁금한 것은 중등도 고혈압이면서 후에 심근경색이 발병한 경우입니다. 치료군이 276명, 비치료군이 279명으로, 약을 먹은 쪽이 처음으로 적은 수치를 보였지만 이 경우도 유의차는 없습니다. 1만 9,143명 중 겨우 이 수치일 뿐입니다. **고혈압을 방치하면 심근경색을 유발한다며 위협하지만 실제로는 이 정도의 빈도에 불과합니다.**

　중등도 고혈압이면서 뇌졸중이 발병한 경우를 보겠습니다. 뇌졸중은 많은 사람이 두려워하는 질병으로 '자식에게 짐이 되고 싶지 않아서'라며 예방을 위해 약을 먹으려고 생각하는 사람도 많습니다. 치료군이 292명, 비치료군이 285명으로 이 또한 치료군 쪽이 더 높지만, 이것도 유의차는 없습니다.

　이 데이터를 통해 적어도 중등도 고혈압이면서 위험성이 낮은 사람은 예방 차원에서 약을 먹어도 효과가 없다는 것을 알 수 있습니다.

❺-1 비치료와 비교한 고혈압 치료에 따른 누적 위험도

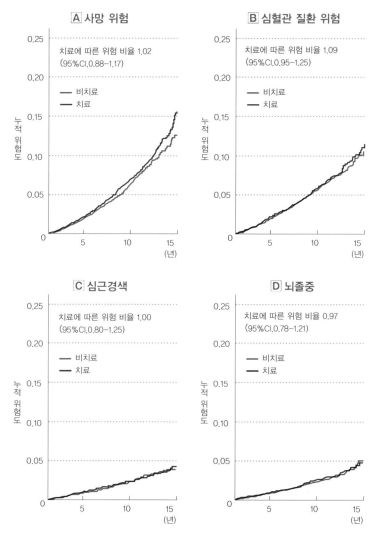

A 사망 위험

치료에 따른 위험 비율 1.02
(95%CI,0.88-1.17)

── 비치료
── 치료

B 심혈관 질환 위험

치료에 따른 위험 비율 1.09
(95%CI,0.95-1.25)

── 비치료
── 치료

C 심근경색

치료에 따른 위험 비율 1.00
(95%CI,0.80-1.25)

── 비치료
── 치료

D 뇌졸중

치료에 따른 위험 비율 0.97
(95%CI,0.78-1.21)

── 비치료
── 치료

*CI은 '신뢰구간(confidence interval)'을 의미

39

●무서운 약의 부작용

약의 효과에 대해서는 무의미하다고 할 수 있습니다. 다음은 약의 부작용에 대해 살펴보겠습니다(41페이지의 도표 참조).

저혈압이 발생한 경우는 치료군이 268명, 비치료군이 161명으로 유의차가 나왔습니다. 오차가 아니라 치료 효과가 있다는 뜻입니다. 유의차가 없으면 효과가 없는 것입니다.

실신한 경우도 치료군이 609명, 비치료군이 473명으로 치료군이 상당히 많습니다. 혈압약을 먹지 않으면 실신한다는 사람도 있지만, 오히려 혈압약을 먹은 쪽이 실신하는 경우가 많았습니다.

맥박이 느려지는 서맥(徐脈)은 치료군이 103명, 비치료군이 76명으로 1.79배 차이가 납니다. 하지만 적은 수치이므로 유의차는 없습니다.

전락은 치료군이 45명, 비치료군이 39명으로 이 역시 유의차는 없습니다.

급성 신장 장애가 발병한 경우는 치료군이 194명, 비치료군이 144명으로 유의차가 있습니다. **흔히 신장을 보호하**

❺―2 고혈압 치료에 따른 누적 위험도(비치료와 비교 시)

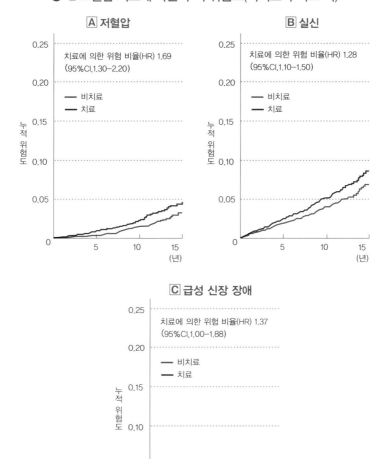

HR indicates hazard ratio

❺James P. Sheppard et al. Benefits and Harms of Antihypertensive Treatment in Low-Risk Patients With Mild Hypertension JAMA Intern Med. doi:10.1001/jamainternmed.2018.4684에서 인용. 일부 발췌 및 수정

기 위해 혈압을 낮춰야 한다고 하지만 사실은 약을 먹으면 오히려 신장에 장애를 일으킨다는 뜻입니다.

앞에서 살펴본 것처럼 약을 먹어서 좋은 점은 없고 오히려 저혈압, 실신, 신장 장애까지 발생하는 등 단점만 많다는 것을 알 수 있습니다.

매월 외래에 가서 진찰을 받고 처방전으로 4,000엔, 약 값으로 4,000엔을 쓰면 연간 약 10만 엔이 지출되는데, 이 는 의료업계의 수익을 위해 헌신하는 것일 뿐입니다. 더욱 이 중등도 고혈압약은 부작용만 일으킬 뿐 심근경색이나 뇌경색 발생뿐만 아니라 사망자 수도 감소시키지 못합니다. 고혈압약을 먹는 사람 중 많은 이들이 여기에 해당합니다.

고혈압이 두렵기는 하지만 약을 먹는다고 해서 두려움 을 해소시켜 주지는 않습니다.

⊙약보다 중요한 생활 습관 개선

그래도 어쨌든 고혈압은 질병입니다. 앞서 경도부터 중 등도 고혈압일 경우 약을 먹든 안 먹든 차이가 없다고 말 했지만 방치하면 혈압이 높지 않은 사람에 비해서 사망률 이 높아집니다. 말하자면 약 이외의 방법이 필요합니다.

그러면 어떻게 해야 할까요?

'병식(病識)'이라는 말이 있습니다. 자신이 병에 걸려 있음을 깨닫는다는 뜻이죠. 건강 검진을 할 때 병을 앓았거나 지병이 있는지 물어보면 "혈압약은 먹고 있지만, 지병은 없습니다"라고 대답하는 경우가 있습니다. 이것을 '병식 없음'이라고 합니다. 자신이 병에 걸려 있다고 생각하지 않는 것입니다. 자신이 심각한 병에 걸렸다고 생각하는 것도 문제가 되겠지만 '건강 상태가 정상이 아니다'라는 인식을 할 필요가 있습니다. 신기한 일이지만 고혈압 합병증을 일으키기 쉬운 사람일수록 자각하지 못하는 비율이 많은 것 같습니다.

이 병식이 있고 없음과 약을 먹는지 안 먹는지에 따라 혈압에 차이가 나는지 조사한 연구가 있습니다❻.

병식이 있는데 약을 먹지 않은 경우, 약을 먹은 사람보다 생활 습관이 개선되었고 혈압도 내려갔습니다. 약을 먹지 않았는데 오히려 혈압이 내려간 것입니다.

반대로 병식이 있는데 약을 먹는 경우, 생활 습관이 더 나빠졌습니다. 병에 걸렸지만 약을 먹었으니 다 해결되었다고 생각한 것이죠. 용감하다고 해야 할지 모르겠지만 이런 식으로는 아무것도 해결할 수 없습니다(결과적으로, 병식이 없는 사람은 병식이 있는 사람보다 혈압이 높다는 결과가 나왔습니다).

이 말이 무슨 뜻일까요?

약을 먹든 안 먹든 병이 나을 확률은 변하지 않습니다. 하지만 생활 습관 개선으로 혈압이 내려가면 순환기 질환(심장혈관질환, 뇌경색)의 위험성이 낮아집니다.

하지만 생활 습관이 바뀌지 않으면 약을 먹어도 부작용의 위험만 떠안고 장점은 아무것도 없습니다. 그런데도 약값으로 매년 10만 엔을 지불하는 것입니다.

혈압 조절 면에서도 약을 먹으면 오히려 나빠집니다.

물론 약을 먹으면서 동시에 생활 습관을 개선하면 혈압이 내려가서 약이 필요 없게 되는 사람도 많이 있습니다. 동맥경화의 위험이 높아질 정도로 악화된 상태라면 일시적이지만 약으로 혈압을 낮추는 것이 좋을 수도 있죠.

예를 들면 평소 혈압이 160/100 이상인데 당뇨병이 있거나 담배를 피우거나 고도비만이거나 협심증을 일으킨 적이 있다면 위험성이 높기 때문에 생활 습관을 개선하면서 일시적으로 약을 사용해서 혈압을 낮추는 것이 바람직합니다.

◉환자가 줄어들면 곤란한 일본 의료체제

의사들은 왜 효과가 없는 약을 권할까요?

그 원인 중 하나는 의료체제가 질병 덕분에 유지되고 있기 때문입니다.

일본의 의료체제는 환자가 없어지는 것을 전제로 한 제도가 아닙니다. 만성 질병을 앓는 사람이 통원을 계속하는 것을 전제로 한 제도 설계와 그에 따른 의료기관의 경영계획으로 이루어져 있습니다.

안타깝게도 사람들은 시스템(제도)이 생기면 그 시스템 안에서 살아가려고 생각합니다.

이런 시스템이 생긴 것은 정부가 나쁜 걸까요, 아니면 의료업계가 나쁜 걸까요. 이것은 닭이 먼저냐 달걀이 먼저냐 하는 말처럼 따져 본들 의미가 없습니다.

여러분이 자신의 가게나 직장에서 고객이 없어지면 곤란해지는 것과 마찬가지로 의료 관계자는 만성 질병이 있는 환자가 통원하지 않게 되면 직장을 잃고 길거리에 나앉을 수밖에 없습니다. 특히 지금의 의료는 비대한 조직이 되어가고 있습니다. 조직이나 업계가 비대해질수록 자신들의 안전만을 위해 움직인다는 것은 많은 사건이나 불상

사가 증명하고 있죠.

많은 의사가 의식하는지 아닌지를 떠나 질병을 치료하고 싶어 하지 않습니다. 하지만 증상은 없애고 싶어 하죠. 병이 개선되지 않는다거나, 증상이 좋아지지 않는다면 환자가 통원할 이유가 없으니까요. 게다가 의사들은 만성 질병은 낫지 않는다고 생각합니다. 유전 때문이라 어쩔 수 없으니 약을 계속 먹을 수밖에 없다고 생각해요.

최근 여러 가지 질병에서 유전자 이상이 발견되었습니다. 그런데 중요한 점은 유전자 이상이 있다는 것과 병에 걸린다는 것은 같은 뜻이 아닙니다. 예를 들어 최근 고혈압은 줄어드는 추세의 질병이지만 당뇨병은 늘어나고 있습니다. 당뇨병에 걸리기 쉬운 유전자가 발견되고 있는데요. 오늘날 10명 중 1명이 당뇨병 의심 대상이라고 하는데 당뇨병은 70년 전만 해도 1,000명 중 1명꼴로 나타나는 병이었습니다. 유전자가 같아도 생활환경의 차이로 이렇게 많은 차이가 나 버렸습니다. 자세한 데이터는 뒤에 소개하겠지만, 유전의 영향은 알려진 것보다 훨씬 미미한 경우가 많습니다.

"의사 선생님이 그럴 리가 없잖아"라는 사람도 있을 거예요. 그러면 생각해 봅시다. 약을 먹고 만성 질병이 나을까요? 대부분의 사람은 약을 먹으면 낫는 것은 아니지만

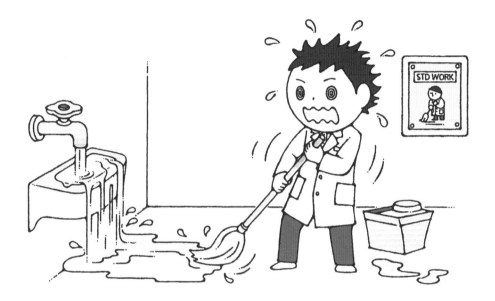

증상을 억제할 수 있다거나 합병증에 잘 걸리지 않는다거나 진행이 늦어진다고 말할 것입니다.

본태성 고혈압도 그렇습니다. 원인을 모르기 때문에 고칠 방법이 없고, 그래서 일어나고 있는 현상에 대처할 뿐입니다. 앞서 언급했듯이 혈압약에 동맥경화를 예방하는 효과는 없고 혈압을 낮출 뿐입니다. **그림에서 보듯이 싱크대 수도꼭지가 고장이 나서 물이 넘쳐흐르는데 싱크대에서 흘러내린 물만 쓸어 담고 있는 셈입니다. 이것이 현재 의학의 주류입니다.**

제2장
고혈압의 진짜 원인

◉사실상 고혈압의 위험성은 낮다

고혈압은 무서운 병이라는 말을 자주 듣습니다. 그렇다면 비만이나 일반적인 검진 수치 등과 비교해 보면 얼마나 무서운 병일까요?

일본에서 진행된 흥미로운 연구가 있습니다. 검진 결과를 바탕으로 11년간 경과를 계속 추적한 데이터입니다❼. 검진 결과에서 '혈압이 높다'라든가 '콜레스테롤이 높다'라는 말은 많이 하는데, 몸무게가 많이 나간다거나 간 수치가 너무 높으니 정기적으로 통원하면서 개선하자는 말은 하지 않습니다.

게다가 혈압이나 콜레스테롤이 높으면 동맥경화를 일으켜 뇌경색이나 심근경색으로 발전된다며 위협적인 말을 합니다.

데이터 중 '순환기 질환'에 관해 살펴보겠습니다.

혈압이 높으면 혈압이 정상인 사람과 비교해서 위험성이 1.97배가 되는 것은 분명합니다.

하지만 총콜레스테롤은 160mg/dL 이하인 사람과 비교해서 240mg/dL 이상이면 1.01배입니다.

또 중성지방은 100mg/dL 이하인 사람과 비교해서

❼검진 결과와 사망 위험의 관련성 : 오사키(大崎) 국민건강보험 코호트 연구(cohort study) 11년간의 추적 결과

		성 · 연령 조정 위험 비율(Hazard Ratio)(95% 신뢰구간)		
		총사망	순환기 질환	암
혈압 레벨	최적혈압	1	1	1
	정상혈압	0.80 (0.63-1.01)	0.86 (0.50-1.49)	0.88 (0.62-1.24)
	정상고치혈압	1.00 (0.82-1.23)	1.27 (0.80-2.02)	0.93 (0.69-1.27)
	고혈압	1.18 (0.98-1.41)	1.97 (1.30-2.97)	0.96 (0.72-1.26)
크레아티닌	〈 0.60mg/dL	1	1	1
	0.60-0.69mg/dL	0.93 (0.77-1.12)	1.03 (0.72-1.49)	0.74 (0.55-1.00)
	0.70-0.99mg/dL	1.06 (0.88-1.29)	1.52 (1.06-2.19)	0.86 (0.63-1.16)
	≥1mg/dL	1.36 (1.03-1.79)	2.23 (1.33-3.72)	0.68 (0.42-1.11)
수시 혈당	〈 110mg/dL	1	1	1
	110-139mg/dL	1.13 (0.98-1.29)	1.13 (0.87-1.47)	1.06 (0.86-1.32)
	140-199mg/dL	1.25 (1.02-1.53)	1.60 (1.11-2.30)	1.06 (0.75-1.48)
	≥200mg/dL	1.86 (1.38-2.52)	2.50 (1.47-4.23)	1.07 (0.59-1.96)
총콜레스테롤	〈 160mg/dL	1	1	1
	160-199mg/dL	0.66 (0.56-0.79)	0.89 (0.61-1.30)	0.61 (0.47-0.79)
	200-239mg/dL	0.67 (0.56-0.80)	0.93 (0.64-1.37)	0.59 (0.45-0.78)
	≥240mg/dL	0.72 (0.58-0.90)	1.01 (0.64-1.58)	0.56 (0.39-0.80)
중성지방	〈 100mg/dL	1	1	1
	100-149mg/dL	1.06 (0.93-1.22)	0.97 (0.74-1.27)	1.25 (1.01-1.55)
	150-299mg/dL	0.93 (0.80-1.08)	0.96 (0.72-1.27)	1.02 (0.81-1.29)
	≥300mg/dL	1.23 (0.93-1.63)	1.17 (0.66-2.07)	0.90 (0.54-1.50)
GOT	〈 20 IU/L	1	1	1
	20-24 IU/L	0.85 (0.72-1.00)	1.12 (0.81-1.55)	0.77 (0.58-1.01)
	25-49 IU/L	0.92 (0.78-1.08)	1.03 (0.75-1.42)	0.92 (0.72-1.19)
	≥50 IU/L	2.61 (2.04-3.33)	1.85 (1.04-3.29)	2.86 (1.98-4.13)
GPT	〈 20 IU/L	1	1	1
	20-24 IU/L	0.88 (0.75-1.04)	1.01 (0.75-1.36)	0.99 (0.77-1.27)
	25-49 IU/L	1.14 (0.98-1.33)	1.16 (0.86-1.56)	1.16 (0.91-1.47)
	≥50 IU/L	2.03 (1.61-2.57)	1.21 (0.67-2.18)	2.39 (1.69-3.37)
γ-GTP	〈 20 IU/L	1	1	1
	20-24 IU/L	1.10 (0.92-1.33)	1.22 (0.86-1.74)	1.06 (0.79-1.43)
	25-49 IU/L	1.14 (0.98-1.33)	1.38 (1.04-1.84)	1.10 (0.87-1.40)
	≥50 IU/L	1.74 (1.46-2.08)	1.88 (1.31-2.68)	1.76 (1.35-2.30)

최적 혈압 : 수축기 혈압 120mmHg 미만이면서 확장기 혈압 80mmHg 미만
정상 혈압 : 수축기 혈압 120mmHg 이상 또는 확장기 혈압 80mmHg 이상. 그 미만이 최적 혈압
정상 고치 혈압 : 수축기 혈압 130mmHg 이상 또는 확장기 혈압 85mmHg 이상
고혈압 : 수축기 혈압 140mmHg 이상 또는 확장기 혈압 90mmHg 이상 또는 혈압 강하제 복용

❼후생노동성 과학연구비보조금(정책과학종합연구사업(정책과학추진연구사업)) 종합연구 보고서 〈생활 습관과 검진 결과가 평생 의료비에 미치는 영향에 관한 연구〉(연구대표자 쓰지 이치로(辻一郎), 도호쿠대학 대학원 의학계 연구과 공중위생학분야 · 교수)에서 인용하여 일부 발췌

300mg/dL 이상이면 1.17배로 유의차가 없습니다(오차 범위 내).

혈압과 콜레스테롤 이외의 데이터를 살펴보겠습니다. GOT(AST)는 간장(肝臟) 수치를 말하는데, 20IU/L 이하와 비교해서 50IU/L 이상이면 1.85배입니다. γ-GTP는 알코올 관련 수치로, 20IU/L 이하와 비교해서 50IU/L 이상이면 1.88배입니다. 수시 혈당이 높으면 140~199mg/dL이면 1.60배, 200mg/dL 이상이면 2.50배입니다. 크레아티닌은 신장(腎臟) 기능을 나타내는 수치로, 크레아티닌이 1mg/dL 이상이면 1mg/dL 이하와 비교해서 2.23배입니다.

결과적으로 혈압이 높으면 순환기 질환의 위험성이 높은 것은 확실하지만 콜레스테롤은 별로 상관없는 듯합니다. 마찬가지로 간 기능 장애도 무서운 병이지만 혈압만큼 심각한 문제는 아니며, 알코올은 간 수치가 높을수록 마시지 않는 편이 좋습니다. 간장과 함께 간신요(肝腎要: 가장 긴요한 것)라고 하며, 신장의 수치가 높으면 이 또한 위험성이 올라갑니다. 혈당은 공복 시 수치가 200mb/dL을 초과하면 혈압보다 위험합니다.

순환기 질환의 위험성 다음으로 '총사망' 데이터도 살펴

볼까요.

총사망으로 보면 고혈압일 경우 1.18배입니다. 최적 혈압일 경우와 유의차가 없습니다. 오차범위 내라는 뜻이죠. **총콜레스테롤은 0.72배로 유의차가 있는데, 이는 콜레스테롤이 높은 쪽이 사망할 확률이 줄어든다는 뜻입니다.** 간장의 GOT는 2.61배, GPT는 2.03배, γ-GTP는 1.74배입니다. 신장의 크레아티닌은 1.36배, 혈당이 140~199이면 1.25배, 200mg/dL 이상이면 1.86배입니다.

이쯤에서 독자 여러분들도 슬슬 건강 진단서를 꺼내서 확인해 볼까 생각할 것 같은데요.

의사에게 혈압이 높다느니, 콜레스테롤이 높다느니, 혈당이 높다는 위협을 받았는데 이보다 무서운 것인데도 아무 말을 할 수 없는 항목이 있습니다. 간장과 신장의 수치입니다. 이것은 간장 숫자가 조금 높아도 특별한 치료법이 없고, 신장 숫자가 조금 높아도 치료제가 없기 때문입니다. "술을 삼가해 주세요"라든가 "염분을 많이 섭취하지 않도록 조심하세요"라는 말로 끝내 버리지만, 혈압이나 콜레스테롤, 혈당이 높으면 약을 처방해 주고 계속 외래 진료를 받으라며 의사가 입이 아프도록 진료를 권합니다.

앞서 혈압약을 먹으면 신장 기능 장애를 일으킬 수 있

다는 데이터가 있었는데, 만약 이런 장애가 나타난다면 고혈압보다 더 나쁜 결과를 초래하게 됩니다.

마지막으로 '암'에 대해 살펴보겠습니다.

고혈압일 경우 0.96배로 유의차가 없고 총콜레스테롤은 0.56배입니다. 또 GOT는 2.86배, GPT는 2.39배, γ-GTP는 1.76배로 이들은 유의차가 있습니다. 크레아티닌은 0.68배이지만 유의차가 없습니다.

결과적으로 간장의 숫자가 높으면 얼마나 위험한지 알 수 있습니다. 이는 간 기능 장애가 있으면 동맥경화를 일으키거나 대사증후군으로 이어질 수 있기 때문입니다. 이런 기저에는 만성 염증이 있습니다. 만성 염증에 비하면 고혈압 정도는 큰 문제가 아닙니다. 혈압이 높고 간장의 수치도 높은데 혈압만 낮추려고 애쓰는 것은 너무 어리석은 생각입니다.

이 연구에서 알 수 있는 것은 혈압보다도 조심해야 할 항목이 있다는 사실과 총콜레스테롤은 다소 높아도 문제가 없다는 것입니다. 안타깝게도 이 연구에서는 나쁜 콜레스테롤로 악명을 떨쳤던 LDL(저밀도 지질단백질. low-density lipoprotein)에 관해서는 나오지 않습니다.

LDL은 나쁜 콜레스테롤이며 동맥경화의 원인이라고

알려져 있지만, 이것은 거짓과 진실이 섞인 표현 방식입니다. 이에 대해서도 후술하겠습니다.

◉비만 위험

다음으로 체중에 대한 연구를 살펴보겠습니다. 비만도를 평가하는 지표인 BMI(체질량지수) 수치로 확인해 보겠습니다. 체중(kg)을 신장(m)의 제곱으로 나눈 값이 BMI입니다. 22가 표준이며, 25 이상이 비만, 19 이하가 저체중입니다. 체중 50kg, 신장 160㎝인 경우 50÷(1.6×1.6)으로 계산하면 BMI=19.5가 되므로 저체중에 가깝다고 판단합니다. 그런데 체중 70kg, 신장 160cm라면 BMI=27.3이므로 비만입니다.

이 연구에서는 남녀로 구분해서 데이터를 산출했습니다[8][9].

데이터를 보면 남성은 BMI 23~25를 1로 해서, 심질환(心疾患)은 BMI 30 이상이면 1.71배, 19 미만이면 1.45배로 사망률이 올라갑니다. 뇌혈관 질환은 BMI 30 이상이면 1.64배, BMI 19 미만이면 1.53배입니다. 총사망은 BMI 30 이상이면 1.36배, 19 미만이면 1.78배가 됩니다. 암의 경우 BMI 30 이상일 경우 1.20배로 유의차가 없고, 19 미만이면 1.44배입니다.

또 그래프를 보면 남성은 BMI 23~26.9, 여성은 BMI 21~26.9가 수명이 가장 깁니다.

이 데이터를 통해 고혈압보다 BMI 30 이상의 비만이 더 무섭다는 것을 알 수 있습니다. 비만인 사람은 고혈압인 경우가 많지만, 이 데이터를 보면 너무 마른 사람도 위험하다는 사실을 알 수 있습니다.

지금까지의 데이터를 통해 고혈압은 심혈관 질환이나 뇌혈관 질환이 발병할 위험성을 높이지만 중등도의 고혈압이면 약을 먹어도 통계학적으로 유의하게 위험성이 떨어지지 않는다는 것을 알 수 있습니다.

고혈압은 혈관에 부담을 주어 뇌경색이나 뇌출혈, 협심증, 심근경색을 초래할 확률이 높습니다. 이는 동맥경화가 원인입니다. 하지만 **약으로 혈압을 낮춰도 동맥경화를 예방할 수는 없습니다.**

그러면 혈압을 상승시켜 동맥경화를 일으키는 요인이 뭘까요? 이에 대해 살펴보겠습니다.

❽ BMI와 사망 위험 비율

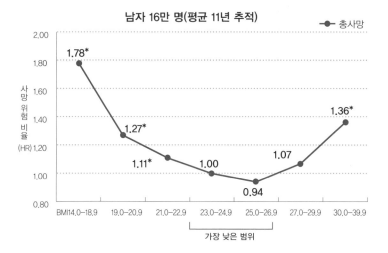

남자 16만 명(평균 11년 추적)

— ● — 총사망

여성 19만 명(평균 13년 추적)

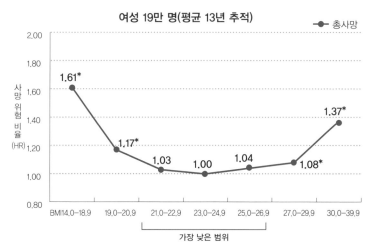

— ● — 총사망

❽ Shizuka Sasazuk et al, Body Mass Index and Mortality From All Causes and Major Causes in Japanese: Results of a Pooled Analysis of 7 Large-Scale Cohort Studies J Epidemiol 2011;21(6):417-430

❾BMI와 사망 위험 비율
암 사망, 심질환 사망, 뇌혈관 질환 사망, 기타

남성 16만 명(평균 11년 추적)

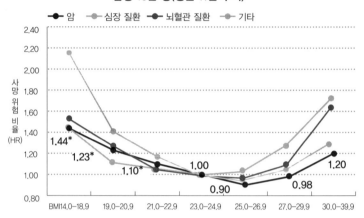

여성 19만 명(평균 13년 추적)

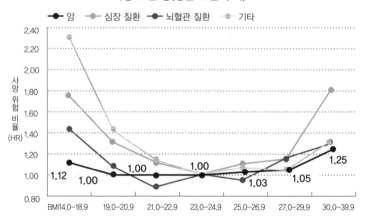

❾(https://epi.ncc.go.jp/can_prev/evaluation/2830.html)에서 인용하여 일부 변경

◉동맥경화와 혈압이 오르는 요인

● 담배

담배를 피우면 혈압이 올라간다고 합니다. 담배 연기는 폐뿐만 아니라 전신으로 퍼집니다. 해외에서는 담배 포장지에 폐기종이 생겨 폐가 까맣게 변해버린 사진과 심근경색으로 심장 세포가 괴사한 사진이 기사에 실린 적이 있습니다. 하지만 그중에는 "우리 할아버지는 담배를 피웠지만 오래 사셨어"라는 사람도 있을 거예요. 담배가 그다지 나쁘지 않다고 생각하는 사람도 의외로 많습니다.

그러면 담배를 어느 정도 피우면 나쁜 걸까요? 2개의 데이터를 살펴보겠습니다.

첫 번째로 소개할 것은 1950~1960년대의 연구입니다. 이 당시의 데이터에는 담배의 유해성이 상당히 낮게 나와 있습니다.

이 연구는 1957년부터 1967년까지 미국, 유럽, 일본의 데이터를 모은 것으로, 하루에 피운 담배 개수로 분류한 것입니다. 1만 2,763명에 대한 25년간의 경과를 살펴본 것입니다[10].

남성을 대상으로 한 데이터에서, 총사망률을 보면 10년 이상 금연 경력이 있으면 비흡연자와 차이가 나지 않으며, 1일 4개비 이하에서는 비흡연자와 유의차가 없습니다.

심혈관 질환의 경우, 담배를 끊으면 1년 이내 비흡연자와 유의차가 없어지고, 하루 9개비 이하인 경우에도 비흡연자와 비교해서 유의차가 없습니다.

폐암은 금연한 지 1년 이상 지나면 비흡연자와 차이가 없으며, 하루 4개비 이하인 경우에도 비흡연자와 차이가 없습니다.

폐 이외의 암은 금연한 지 1년 이상이면 비흡연자와 차이가 없어지지만, 담배를 1개비라도 피우고 있으면 위험성이 올라갑니다. 더욱이 20개비 이상이 되면 위험성이 뚜렷해집니다.

만성폐쇄성 폐 질환은 폐기종, 만성기관지염을 포함한 폐 질환을 말합니다. 흡연이나 대기오염이 원인인 질병으로, 10년 이상 금연해야 비흡연자와 같아질 수 있습니다. 하지만 하루 4개비 이하일 경우에는 비흡연자와 동등한 것으로 나타났습니다.

결과적으로 폐암 이외에는 하루 4개비 이하는 괜찮은 것으로 보입니다. 이것이 '담배가 상당히 나쁜 것은 아니다'는 의견의 근거가 될지도 모르지만, 이는 1990년대 초까지의 상황입니다.

두 번째 소개할 연구는(63페이지의 도표 참조) 1997년부터 2009년까지 미국에서 32만 9,035명을 대상으로 평균 8.2년 추적한 데이터입니다. 이 데이터에는 남녀 모두 포함되어 있습니다❶.

이 데이터에서는 금연한 사람이라도 뇌혈관 질환 이외에는 질병 발병률이 유의하게 높아졌습니다. 1개비라도 피우고 있으면 뇌혈관 질환도 유의하게 높게 나타납니다. 물론 담배를 전혀 피우지 않는 사람은 담배를 피우는 사람보다 발병률이 낮으며, 담배 개수가 늘수록 위험성이 올라갑니다. 하지만 이 데이터를 보면 1개비 정도는 괜찮다고 말할 수 없게 되었습니다.

이 두 논문의 차이점은 뭘까요? 물론 데이터의 채취 방법에도 차이가 있지만 다른 요소를 보면 장소와 시대도 다릅니다.

첫 번째 데이터에는 미국 외에도 유럽, 일본이 포함되어 있지만, 두 번째 데이터에는 미국만 있습니다. 지역에 따라 담배의 품질이나 대기오염이 달랐을 수도 있습니다. 게다가 적어도 오늘날의 담배는 1960년대의 담배보다 첨가물이 많이 들어 있어 예전보다 유해성이 강해졌습니다.

또 흡연과 관계없이 건강 상태도 고려해야 합니다. 1950년대나 1960년대와 비교하면 2000년대는 생활습관병인 비만과 당뇨병이 증가했습니다.

이 연구를 통해 오늘날의 복잡한 환경에서는 담배를 하루 1개비라도 피우면 여러 가지 질병의 위험성이 높아진다는 것을 알 수 있습니다.

담배는 혈압을 상승시키는 작용도 합니다. 담배를 피우면 니코틴이 혈관을 수축시켜 단기적으로 혈압이 상승합니다. 동시에 혈관 내피세포를 손상시켜 장애를 일으킵니다. 그러면 담배를 피우지 않을 때도 혈압이 상승하기 쉽습니다. 혈관 내피세포의 기능에 장애를 일으키는 물질은 가열식 담배에서도 나옵니다⑫.

몇 개비라도 피우고 있다면 고혈압과 거의 같은 수준의 위험성이 있는데 금연은 약을 먹는 것보다 훨씬 위험성을 낮춰줍니다.

이런 점을 고려할 때 고혈압이 무섭다고 하면서도 담배를 피운다면, 바퀴벌레가 무섭다고 하면서 집안에 전갈을 풀어놓고 기르는 꼴이 됩니다.

나는 흡연은 개인의 자유라고 생각하지만, 심근경색이나 뇌졸중, 암에 걸리고 싶지 않다면 금연을 권장합니다.

⓫ 흡연 상황과 사망 위험의 관계 (비흡연자를 1로 했을 때)

	비흡연자	이전흡연자	사망 위험 비율(95% Cls)					
			1일당 담배 개수					
			1-2개비	3-5개비	6-10개비	11-20개비	21-30개비	>30개비
전체사망	1	1.36 (1.32-1.40)	1.88 (1.68-2.10)	1.96 (1.79-2.13)	2.04 (1.91-2.16)	2.25 (2.14-2.36)	2.70 (2.48-2.94)	3.49 (3.21-3.80)
암	1	1.73 (1.64-1.84)	2.28 (1.82-2.84)	2.75 (2.32-3.25)	2.59 (2.31-2.91)	3.50 (3.22-3.81)	4.38 (3.79-5.05)	5.68 (4.91-6.58)
심혈관질환	1	1.23 (1.16-1.30)	1.88 (1.53-2.30)	1.93 (1.60-2.31)	2.33 (2.02-2.68)	2.39 (2.16-2.64)	3.16 (2.65-3.75)	3.59 (3.01-4.29)
심장질환	1	1.29 (1.21-1.37)	1.76 (1.38-2.24)	1.86 (1.53-2.26)	2.47 (2.10-2.91)	2.53 (2.26-2.83)	3.53 (2.91-4.27)	3.94 (3.26-4.75)
뇌혈관질환	1	1.07 (0.95-1.20)	2.43 (1.57-3.77)	2.26 (1.51-3.39)	2.02 (1.57-2.59)	1.94 (1.56-2.42)	1.92 (1.26-2.94)	2.39 (1.48-3.88)
호흡기질환	1	6.66 (5.66-7.84)	9.91 (6.17-15.93)	12.66 (9.56-16.77)	15.32 (12.22-19.22)	16.57 (13.53-20.29)	21.10 (15.33-29.04)	35.11 (26.10-47.23)

⓫ Wen Qin et al. Light Cigarette Smoking Increases Risk of All-Cause and Cause-Specific Mortality: Findings from the NHIS Cohort Study Int. J. Environ. Res. Public Health 2020, 17, 5122. 에서 인용하여 일부 발췌, 수정

얘기가 조금 벗어났지만, 담배가 대기오염이나 동맥경화와 어떻게 연결되는지 살펴보면 역시 관련성이 있습니다. 폐에서 들이마신 것이 뇌에 자극을 주면서 동시에 혈압을 상승시키고 혈관에서 염증을 일으키며 폐에서도 염증을 일으킵니다.

세계심장연합(WORLD HEART FEDERATION)의 추산에 따르면, 폐암의 29%, 뇌혈관 질환의 24%, 심질환의 25%, 호흡기 질환의 43%의 사망 원인에 대기오염이 관련되어 있다고 합니다❸.

물론 오직 한 가지 영향으로 질병이 발생하는 것은 아니지만 그만큼 영향을 받을 가능성이 있다는 뜻이죠. 고혈압보다 방법이 없어 더 무서운 일입니다.

세계보건기구(WHO)에 따르면 전 세계적으로 매년 420만 명이 대기오염으로 사망하고 있습니다. 안타깝게도 WHO는 가스레인지가 안전하지 않으며 천식, 심혈관 질환, 암, 호흡기 질환과 관련이 있다고 주장합니다. 기본적으로 도시 생활은 혈압을 상승시키는 요인이 됩니다.

THE
INVISIBLE KILLER

Air pollution may not always be visible, but it can be deadly.

보이지 않는 살인자 대기오염은 눈에 보이지 않을 수도 있지만 치명적입니다.

29%	**24%**	**25%**	**43%**
OF DEATHS FROM	OF DEATHS FROM	OF DEATHS FROM	OF DEATHS FROM
LUNG CANCER	**STROKE**	**HEAT DISEASE**	**LUNG DISEASE**
폐암으로	뇌경색으로	심장 질환으로	폐 질환으로
인한 사망률	인한 사망률	인한 사망률	인한 사망률

⓭ https://world-heart-federation.org/news/air-pollution-and-cardiovasculardisease-a-window-of-opportunity/ 에서 인용하여 일부 변경

● 소음

소음은 혈압, 심혈관 질환과도 관계가 있습니다❶.

소음이라고 하면 공장 근처나 공사 현장, 선로 주변, 공항이나 기지 근처를 생각할 것입니다. 하지만 집안에도 소음이 있습니다. 텔레비전이나 라디오, 에어컨 소리가 바로 소음이죠.

또 인공적인 소리와 자연의 소리는 같은 크기의 소리라도 영향이 다릅니다. 나뭇잎 스치는 소리나 물 흐르는 소리, 새가 지저귀는 소리는 부교감신경을 우위로 만들어 몸과 마음을 편안하게 만들어 줍니다.

반면에 인공적인 소리를 계속 듣게 되면 뇌의 기능도 저하됩니다. 이는 소음 속에서는 충분한 능력을 발휘할 수 없다는 뜻입니다❶.

부교감신경은 자율신경 중 하나이고, 다른 하나는 교감신경입니다. 교감신경은 긴장하면 강해지고 부교감신경은 휴식을 취할 때 강해집니다. 시소처럼 교감신경이 올라가면 부교감신경이 내려갑니다. 교감신경은 혈압을 높이고 부교감신경은 혈압을 낮추는 작용을 합니다.

예를 들어 자연의 소리를 듣고 부교감신경이 강해지면 혈압이 내려갑니다. 도시의 공원에서 소음과 자연음이 모

⑭ 환경 소음이 건강에 미치는 영향

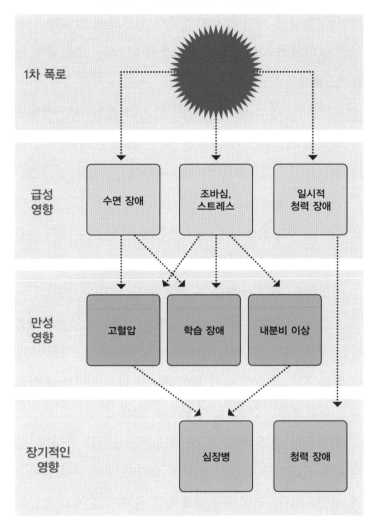

⑭ Hammer MS, Swinburn TK, Neitzel RL. 2014. Environmental noise pollution in the United States: developing an effective public health response. Environ Health Perspect 122:115 – 119;에 서 인용, 일부 변경

두 들려도 자연음의 효과가 나타납니다. CD로 자연음을 들어도 혈압이 내려간다는 연구가 있으므로 혈압이 높은 사람은 의식적으로 자연의 소리를 접해 보는 것도 좋지 않을까요[16].

또 하나의 소음은 이동 중에 나는 소리입니다. 전철을 타고 있을 때, 차를 타고 있을 때, 비행기를 타고 있을 때 나는 소리도 소음입니다. 이동 시간이 긴 사람은 그만큼 소음에 노출되어 있습니다. 대처법으로는 귀마개 등을 사용해서 들리는 소음만이라도 약하게 만들면, 그것만으로도 영향을 줄일 수 있습니다.

이어폰을 끼고 소음을 차단할 수도 있지만, 어차피 노이즈 캔슬링(주변 소음을 차단시키는 기술)도 소리를 사용하는 것입니다. 그렇게 되면 귀에 대한 부담이 커질 수밖에 없습니다. 그래서 내가 좋아하는 방법은 귀마개를 하고 골전도(骨傳導) 이어폰을 사용하는 것입니다.

골전도는 주변의 소리도 인식할 수 있다고 하는데, 생각보다 소리를 크게 틀지 않으면 소리가 새어 나가 알아듣기 어렵습니다. 귀마개를 병용하면 출력이 작아도 충분히 알아들을 수 있어 유용합니다. 자연음이 들어간 음악을 들으면 더욱 좋겠죠.

● 전자파

전자파도 혈압을 상승시키는 작용을 합니다. 또 전자파는 심근경색이나 협심증 같은 심혈관 질환을 유발할 수 있습니다[17]. 핸드폰이 5G로 바뀌면서 전자파는 점점 사람에게 악영향을 줄 것으로 예상되며 와이파이도 악영향을 미칩니다[18]. 유선으로 사용하던 전자기기가 어느새 무선으로 바뀌어 버렸습니다. 컴퓨터, 태블릿, 스마트폰에 와이파이를 연결하려면 몇 개의 접속기기가 이어져야 할까요? 와이파이 라우터는 항상 전파를 보내고 있고 받는 쪽도 전파를 계속 보내고 있습니다. 전파를 많이 보낼수록 문제가 됩니다.

혈압에 미치는 영향 이외에도 강한 전자파 환경에서 스트레스 호르몬이 많이 나오며[19], 전자파가 피부 문제를 일으킨다는 논문도 있습니다[20].

전자파는 자율신경계와 호르몬계에 영향을 줄 뿐만 아니라 감정에도 영향을 미칩니다[21].

전자파의 영향을 잘 받는 사람과 잘 받지 않는 사람이 있다고는 해도, 설마 전자파가 감정에 영향을 준다고는 생각하지 않을 것입니다. 자신도 모르는 사이에 영향을 받을 수가 있는 것입니다. 최근 들어 괜히 짜증이 많이 난다면 전자파 때문일 수도 있습니다.

전파-탑 주위에 있으면 권태감, 두통, 메스꺼움, 식욕 저하, 우울증 등의 증상이 나타날 수 있습니다.

전파 스모그(Electronic Smog)도 문제입니다. 현대에는 다양한 전파(TV, 라디오, 무선)만으로도 충분히 전자파가 많이 나오는데 여기에 휴대전화와 와이파이까지 등장해서 대기오염 스모그처럼 전파 스모그 속에 살고 있는 상황입니다.

대기오염이나 소음, 전자파가 적었던 시대에는 오늘날과 똑같이 담배를 피워도 신체에 대한 영향은 달랐을 수 있습니다. 그 요인은 앞서 담배에 관한 두 논문의 차이를 통해 알 수 있었습니다. "우리 할아버지는 담배를 피웠는데도 건강하고 오래 사셨는데"라는 말은 오늘날에는 맞지 않을 가능성이 높습니다.

◉콜레스테롤과 동맥경화의 관계

다음으로 콜레스테롤과 동맥경화의 관계를 살펴보겠습니다. 혈관 내피의 기능 장애로 혈관 내막에 콜레스테롤이 쌓여 혈관이 좁아지면 혈압이 상승합니다. 흔히 '콜레스테

❷ 휴대전화의 전파 기지국에서의 거리와
증상을 인정한 사람의 비율표
증상의 빈도가 잦은 경우와 매우 잦은 경우를 합한 것

	10m 이내	10~ 50m	50~ 100m	100~ 200m	200~ 300m	300m 이상
권태감	74	52.9	58.6	43.4	45.7	29.2
짜증	25.2	27.7	46.1	6.1	11	5.3
두통	49.8	28.1	38.7	33.2	2	3.8
구역질	8.9	5	5.8	6.6	4.3	3.1
식욕저하	10.3	7.5	7	2	2	5.3
수면장애	59.1	59.5	60.5	52	37.5	23.1
우울증	28.8	21.7	26	5.1	4.5	5.7
위화감	47.4	20.9	14.8	2	7.1	10.1
집중곤란	30.8	18.6	28.4	14.5	7.5	9.1
기억장애	27.4	28.6	31	17.6	13.1	7.8
피부트러블	19.1	12.8	13.1	9.5	2	6.6
시력저하	26.3	15.5	9.1	6.9	4.8	6.1
청력저하	19.4	14	17.5	9.7	11.5	10.7
어지럼증	14.5	9.5	11.6	4.7	7.2	2
거동불편	9.7	3.7	5	2	2	3
심혈관질환	15	11.6	9.4	2	8.5	5

❷ Santini R, et al. Enquête sur la santé de riverains de stations relais detéléphonie mobile: I/ incidences de la distance et du sexe [Investigation on the health of people living near mobile telephone relay stations: I/Incidence according to distance and sex]. Pathol Biol (Paris). 2002 Jul;50(6):369–73. French. doi: 10.1016/s0369-8114(02)00311-5. Erratum in: Pathol Biol (Paris). 2002 Dec;50(10):621. PMID:12168254.에서 인용하여 일부 수정

롤이 높으면 동맥경화가 일어난다'고 하는데 이는 죽상동
맥경화증을 말합니다. 그런데 고콜레스테롤에서 동맥경화
에 이르기까지는 몇 단계가 있습니다. 또 콜레스테롤이 높
아도 심혈관 질환이나 뇌경색으로 이어지지 않는 경우도
있어 고콜레스테롤이 반드시 동맥경화로 이어지는 것은
아닙니다.

콜레스테롤이란 도대체 무엇일까요?

콜레스테롤이 높은 식품을 먹으면 콜레스테롤이 상승
한다고도 하고, 반대로 콜레스테롤은 상승하지 않는다고
도 합니다. 어느 쪽이 사실일까요?

사실은 둘 다 맞습니다. 콜레스테롤이라고 하면 최근에
는 나쁜 콜레스테롤이라고 불리는 LDL을 뜻하는 경우가
많은데, 총콜레스테롤도 콜레스테롤이라고 합니다. 이 중
어느 쪽을 뜻하느냐에 따라 결과가 달라지기 때문입니다.

원래 콜레스테롤이란 지질의 일종으로 동물이나 식물
에 의해 만들어집니다. 또 사람의 체내에서도 만들 수 있
는 물질입니다. 콜레스테롤은 세포막의 재료가 되고, 호르
몬의 재료가 되기도 하는 인체에 필요한 필수 영양소입니
다. 남성 호르몬과 여성 호르몬, 부신피질호르몬은 콜레스
테롤을 원료로 해서 만듭니다. 총콜레스테롤 수치는 혈액

속에 있는 HDL, LDL, 중성지방의 양을 말합니다.

● 나쁜 콜레스테롤이란?

그러면 LDL이란 무엇일까요? LDL이란 단백질의 일종으로 저밀도 지질단백질(low density lipoprotein)을 뜻합니다. 지질단백질에는 카일로미크론(chylomicron), VLDL, LDL, HDL 크게 4종류가 있습니다. 총콜레스테롤에서 LDL과 HDL을 제외하고 측정한 수치를 '잔여 콜레스테롤(Remnant Cholesterol)이라고 합니다.

조금 어려울 수도 있지만 설명하자면, 카일로미크론은 장(腸)에서 흡수한 지질(콜레스테롤, 중성지방)을 운반하는 단백질로, 중성지방을 가장 많이 운반할 수 있습니다.

VLDL은 간장(肝臟)에서 지질(콜레스테롤, 중성지방)을 운반하는 단백질로, 카일로미크론보다 중성지방을 운반하는 능력이 낮습니다.

LDL은 VLDL과 같은 작용을 하지만 VLDL보다 중성지방을 운반하는 능력이 떨어집니다.

이것들은 장(腸)이나 간장(肝臟)에서 개별 세포로 지질을 전달합니다.

이와는 반대로 HDL은 세포에서 간장으로 지질을 회수

하는 작용을 합니다. HDL이 좋은 콜레스테롤로 알려진 이유는 이 때문입니다.

LDL은 가장 유명한 지질단백질로, 콜레스테롤 자체를 말하는 것이 아니라 콜레스테롤과 중성지방을 전신으로 운반하는 일종의 트럭(운송 수단)이라 할 수 있습니다.

왜 트럭이 필요할까요? 물과 기름은 섞이지 않습니다. 샐러드드레싱처럼 혈관 속에서 물과 지질이 분리되지 않도록 지질이 물에 녹는 단백질이나 인지질(燐脂質)에 담겨 물에 녹는 형태로 되어 있습니다. 즉 지질단백질이라는 트럭입니다. 트럭마다 크기와 기능이 있듯이 몸속에서 지질을 운반하는 지질단백질에도 종류가 있습니다. 그중 하나가 LDL입니다. 즉 LDL이란 콜레스테롤이 아니라 운반 역할을 하는 단백질의 일종입니다.

◉알고 보면 나쁘지 않은 나쁜 콜레스테롤

앞에서 '콜레스테롤이 높은 식품을 먹어도 콜레스테롤 수치는 올라가지 않는다'고 했습니다. 왜냐면 콜레스테롤은 몸속에서도 만들어지기 때문에 식품으로 섭취하는 양이 늘어나면 몸속에서 만드는 양이 줄어듭니다. 신체가 자동으로 조절해 주는 것이죠. 그러니까 조금 많이 섭취했다고 해서 올라가지는 않습니다.

또 '콜레스테롤이 높은 식품을 먹으면 콜레스테롤 수치가 올라간다'고도 했습니다. 이런 경우 콜레스테롤이 흔히 말하는 나쁜 콜레스테롤(LDL)이라면 콜레스테롤이 높은 식품을 많이 먹으면 LDL은 올라갑니다. 콜레스테롤이 높은 대부분의 식품에는 중성지방도 많이 들어 있습니다. 그러면 중성지방을 운반하는 LDL도 많아지게 됩니다.

말하자면 콜레스테롤을 언급할 때, 총콜레스테롤을 뜻하는지 LDL을 뜻하는지에 따라 콜레스테롤 수치가 올라간다고도 내려간다고도 할 수 있습니다. 이런 사실을 이해하지 못하면 대화는 계속 평행선을 달리게 됩니다. 실제로 이런 일은 흔히 있습니다.

앞의 데이터에서 총콜레스테롤이 다소 높아도 순환기 질환의 위험성을 높이지 않는다는 것을 알았습니다(총콜레스테롤 수치가 280mg/dL 이상일 경우에는 위험성이 높아짐). 그런데 LDL이 높으면 순환기 질환의 위험성이 높아지기 때문에 LDL을 나쁜 콜레스테롤이라고 합니다.

그러면 정말 LDL이 나쁜가 하면 꼭 그렇지는 않습니다. 왜 그런지 살펴보겠습니다.

앞서 설명했듯이 죽상동맥경화증이라는 동맥경화가 현재 증가하고 있는데 이것은 굵은 동맥벽 속에 지질 침착물이 축적되어 발생합니다. 이 지질 침착물이 '플라크(plaque)'입니다.

플라크에 쌓인 것은 산화 LDL과 잔여 지질입니다. 이들은 몸속에 활성산소가 많이 생성됨에 따라 지질이 산화해서 생긴 것입니다❷❷. 카일로미크론과 VLDL은 중성지방을 주로 운반합니다. 기름은 산화되기 쉬운데 혈관 속에서도 산화를 일으킵니다. 지질단백질 속의 지질도 산화됩니다. **지방산이 산화되면 주위의 지방산을 도미노처럼 산화시킵니다.**

이것이 혈관벽에서 일어나면 면역세포의 일종인 매크로파지(macrophage, 대식세포)가 이상한 물질이라고 인식하고 먹어 버립니다. 식생활에 문제가 있어 산화 LDL이 몸속에 너무 많으면 매크로파지가 산화 LDL을 포식한 뒤 죽습니다. 그리고 먹은 기름을 주변에 뿌려 지질핵을 형성하면서 죽상동맥경화증이 시작됩니다. 즉 다량의 산화된 지질이 죽상동맥경화증의 원인이며, 문제는 산화되기 쉬운 체질입니다. 트럭(운송 수단)인 LDL의 양은 관계없습니다❷. 채소와 과일에는 항산화 물질이 들어 있어, 이들은 몸속에서 발생하는 산화 작용을 줄여주는 효과가 있습

㉔ 혈중 산화 LDL:
동맥경화 발병, 진전 인자의 기능을 기반으로 한
생체표지자(biomarker)로써의 유용성

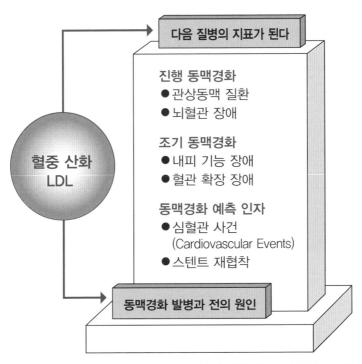

㉔ 이시가키 야스시(石垣 泰) 동맥경화 발병 및 진전에 있어 혈중산화 LDL의 중요성, 당뇨병, 53(4), P231~233, 2010에서 인용, 일부 변경

니다. 채소나 과일을 먹으면 좋다고 하는 이유 중 하나가
바로 이것입니다.

◉콜레스테롤은 신체에 필요한 물질

　콜레스테롤 자체는 신체에 필요한 물질입니다. 세포막
과 호르몬의 재료가 되기도 합니다. 콜레스테롤과 같은 합
성 경로로 체내에서 코엔자임Q10이 합성됩니다. 코엔자
임Q10은 보충제로도 판매되고 있는데, 항산화 작용과 미
토콘드리아를 활성화시키는 작용을 하므로 섭취하면 노화
방지 효과가 있습니다. 코엔자임Q10은 나이가 들면서 체
내에서 만들어지는 양이 줄어들기 때문에 체내 생성 작용
이 방해되어서는 안 되는 물질입니다. 콜레스테롤 약의 일
종으로 자주 사용되는 스타틴 계열은 간장에서 콜레스테
롤 생성을 저해하는 동시에 코엔자임Q10의 합성도 방해
합니다[25].

　스타틴은 간 기능 장애, 횡문근 융해 등의 부작용도 일
으킬 수 있으므로 주의해야 합니다.

　**콜레스테롤 수치를 약으로 낮춰도 의미가 없으므로 기름이나
탄수화물을 과다 섭취하지 않도록 하고 산화를 방지하는 것이 죽**

상동맥경화증을 예방하는 데 도움이 됩니다[26].

LDL을 세포가 필요한 물질을 운반하는 트럭(운송 수단)이라고 생각하면, 그 트럭의 짐을 줄이는 것(식생활)과 트럭이 사고를 내지 않도록 하는 것(산화 예방)이 필요합니다. 약의 작용으로 간장에서 지질의 합성을 저해시키는 것은 임시방편일 뿐입니다.

◉효과적인 산화 예방 방법

산화란 전자를 빼앗기거나 산소가 들러붙거나, 수소를 잃는 것을 말합니다. 철이 녹스는 것도 산화된 것이고, 자른 사과가 변색하거나 튀김에서 나쁜 기름 냄새가 나는 것도 산화되었기 때문입니다. 환원이란 전자를 주는 것, 산소를 잃는 것, 수소를 얻는 것을 말합니다.

즉 산화와 환원은 반대되는 작용입니다. 사람은 산소를 사용해서 살고 있으므로 산화될 운명에 있습니다. 다만 그 양이 문제인데 산화를 막기 위해서 체내에서 만들어지는 항산화 효소는 나이가 들면서 줄어듭니다. 따라서 산화 예방을 위해 항산화 물질이 많은 채소나 과일을 먹는 것이 효과적입니다.

산화 예방 시스템을 간단히 설명하면, 식물은 태양광을

쬐어 광합성을 합니다. 태양광에는 자외선이 들어 있고 자외선이 닿는 세포에서 활성산소가 만들어집니다. 이것이 산화를 일으키는데 식물은 스스로 몸을 움직여서 태양광으로부터 도망칠 수 없기 때문에 항산화 물질, 즉 산화를 막는 물질을 만듭니다. 이 물질을 섭취한 동물의 몸속에서도 같은 효과가 나타나므로 이를 섭취하면 산화를 막을 수 있습니다.

육류에는 이런 항산화 효과가 없습니다. 과도한 지질 섭취를 줄이기 위해서는 육류와 튀김 등을 줄일 필요가 있습니다.

또 육류의 단백질은 장내 세균에 의해 대사(代謝)되어 TMAO(트라이메틸아민옥사이드)라는 물질로 바뀝니다. 이것이 매크로파지(면역세포의 일종)의 작용을 바꿔, 혈관 내에서 산화 LDL과 카일로미크론을 세포 내로 끌어들여 동맥경화를 촉진시킵니다[27].

대체로 육류는 기름이 많아서 좋지 않다고 하는데, 기름의 양뿐만 아니라 이 TMAO의 혈중 농도가 증가하기 때문에 많이 섭취하지 않는 것이 현명합니다.

다시 말하면 콜레스테롤은 나쁜 것이 아니라 몸에 필요한 것이고, LDL은 나쁜 콜레스테롤이 아니라 몸을 유지하는 데 필요한 물질입니다. 동맥경화를 일으키는 위험 인자는 산화된 LDL, 산화된 잔여 콜레스테롤인 카일로미크론과 VLDL이 중성지방을 세포에 쌓는 것입니다. 이들도 산화되지 않으면 문제가 안 됩니다. 즉 **몸속이 산화되기 쉬우면 문제가 됩니다.**

항산화 물질 부족, 비타민과 미네랄 부족, 육류 과식, 설탕 섭취, 탄수화물 과잉 섭취, 운동 부족이 동맥경화의 원인입니다. 오늘날 많은 현대인은 몸속이 산화되고 있습니다.

우리 클리닉에서는 좁아지고 있던 관상동맥이 단식과 식이요법만으로 개선된 사례도 있습니다. 이것이 근본적인 치료라고 생각합니다.

◉고혈압과 관계가 깊은 당뇨병의 시스템

다음은 당뇨병에 대해서 살펴보겠습니다. 당뇨병이란 췌장이 만드는 인슐린의 양이 줄어들거나 기능이 약해져서 혈당치(혈액 속의 포도당 농도)가 만성적으로 높아지는 질병입니다.

고혈압 환자가 당뇨병에 걸리면 동맥경화에 걸릴 위험성이 높습니다. 당뇨병은 고혈당으로 인해 혈관 내피세포에서 활성산소가 만들어지고 혈액이 농축되어 혈관 내피 세포의 기능 장애가 발생하기 쉽습니다.

당뇨병에는 1형과 2형이 있습니다. 1형은 자가 면역성 질환으로 인슐린이 필요한 유형입니다. 2형은 생활습관병과 유전적 요인이 관련된 유형입니다. 2형 당뇨병은 생활습관병의 하나로 당뇨병 예비군을 포함하면 인구의 10%이며, 실제 당뇨병으로 진단받은 사람은 300만 명을 조금 넘어 인구의 약 3%입니다. 2차 세계대전 이전의 일본에서는 인구 대비 당뇨병 환자 수가 0.1%였습니다. **당뇨병은 유전이라고 하지만, 일본의 당뇨병 환자가 불과 수십 년 사이에 30배로 증가한 사실을 유전만으로 어떻게 설명할 수 있을까요?**

동양인은 췌장의 인슐린 분비 능력이 서구인과 비교하면 떨어집니다. 그래서 같은 정도의 부담을 주면, 즉 그들과 비슷한 양식 위주의 식생활을 하면 당뇨병에 걸리기 쉽습니다. 일본은 메이지시대부터 탈아입구(脱亞入歐: 아시아를 벗어나 유럽을 지향한다는 뜻)를 주창해 왔지만, 어쨌든 황색 인종입니다. 서구인과는 환경도 음식도 다르며 그런 것들이 지금의 일본인을 형성하고 있습니다. 즉, 자신들의 조상이 살아온 환경을 무시하면 생활습관병이 생기기 쉽습니다.

혈당은 세포의 에너지원이며 인간에게 필요한 것입니

다. 혈당이란 혈액 속의 포도당을 말합니다. 쉽게 말하면 포도당은 분해되어 ATP라는 세포가 이용하는 에너지 화폐 물질을 만듭니다. ATP는 세포 내에서만 사용할 수 있는 화폐로, 이를 사용하여 세포는 다양한 물질을 만들기도 하고 활동을 합니다. 세포 내에서만 사용할 수 있기 때문에 사용하는 세포로 만들어져 있습니다.

당뇨환자가 저혈당으로 쓰러졌다는 말을 들어본 적이 있을 것입니다. 혈당이 극단적으로 낮아지면 의식이 없어지거나 사망에 이를 수 있습니다. 그만큼 사람에게 꼭 필요한 것이므로 음식을 섭취하지 못하거나 섭취하지 않을 때도 혈당이 떨어지지 않도록 몸속에는 아미노산으로 포도당을 만들어 내는 시스템이 가동됩니다. 즉 혈당을 올리는 시스템은 '먹어서 혈당을 올린다' '몸속에서 단백질을 분해해서 당을 만든다'라는 2가지 구조로 되어 있습니다. 여기에는 몇 가지 호르몬과 장기가 관련되어 있어 먹지 않는다고 해서 바로 혈당이 크게 내려가는 일은 일반적으로는 일어나지 않습니다.

그런데 혈당을 직접 낮추는 호르몬은 인슐린밖에 없습니다. 인슐린은 혈액 속에 있는 포도당을 온몸의 구석구석에 있는 세포 속으로 배달해 주는 역할을 합니다. 인슐린이 혈당을 낮추는 것이 혈당을 마치 안개처럼 사라지게 한다고 생각할지 모르지만 사라지게 하는 것이 아니라 혈관에서 세포 안으로 이동시키는 것입니다.

세포 안으로 들어간 포도당은 어떻게 될까요? 포도당이 분해되면서 에너지 화폐인 ATP를 생성하는데 에너지는 필요한 만큼만 만들 수 있습니다. 남은 포도당은 남아돌기 때문에 지방으로 바뀝니다.

운동 부족 등의 이유로 포도당이 남으면 세포에 중성지방으로 축적되므로 인슐린의 효과가 없어집니다.

당연합니다.

자동차 엔진이 공회전할 때 연료가 계속 들어가면 불완전연소되면서 엔진이 멈춰 버립니다. **인슐린 저항성이란 포도당이 이미 충분하기 때문에 더이상 필요없다는 뜻에서 세포가 보내는 신호입니다. 그런 상태에서 외부에서 인슐린을 투입하면 세포 내에 지방이 더욱 축적됩니다. 그러면 인슐린의 효과는 점점 더 떨어지고 인슐린의 양이 더 많이 필요한 악순환이 일어나죠.**

이 경우 필요한 것은 에너지 공급을 줄이고 남아도는 세포 내 지방을 사용하는 것입니다. 인슐린을 투입할 일이 아닙니다.

◉기름과 단백질을 과다 섭취하면 혈당이 상승

당뇨병의 다른 유형 중 당신생(糖新生)이라는 간장(肝臟)에서 당을 만드는 기능이 항진된 유형도 있습니다❷⑧.

당신생이란 아미노산을 원료로 해서 포도당을 만드는 것입니다. 흔히 포도당이 부족하면 뇌가 제대로 작동하지 않는다고 해서 설탕이 든 음식을 찾아서 먹는 사람들이 있는데, 음식을 먹지 않아도 포도당이 부족하면 간장에서 만들어집니다.

당신생이 활발하게 일어나는 타입은 식사하지 않아도 혈당이 상승합니다. 개인차가 있지만, 교감신경이 강하게 작동하거나 스트레스를 잘 받는 체질은 이런 상태가 되기 쉽습니다.

또 기름이나 단백질 섭취량이 많으면 당신생이 강해집니다. 당신생이 강해지면 인슐린 분비량이 증가합니다. 유럽의 추운 지역에 사는 사람들은 겨울 동안 버터나 치즈, 소시지 등 동물성 보존식을 먹는 경우가 많아 기름과 단백질 섭취량이 증가합니다. 기름기가 많은 양식 요리는 인슐린이 많이 필요하기 때문에 이런 식습관을 가진 사람들은 나이가 들수록 인슐린 분비량이 많아집니다. 당질 제한을

해서 탄수화물을 자제해도 당이 높아질 수 있습니다.

당신생이 활발하게 일어나는 타입은 정제되지 않은 탄수화물을 적당량 섭취하고, 지질과 단백질 섭취량을 줄일 필요가 있습니다.

공통 사항으로 인슐린을 다량 분비하면 췌장의 인슐린을 만드는 세포가 과부하되어 아폽토시스(apoptosis)를 일으킵니다[29]. 아폽토시스란 세포 자살을 말합니다. 인슐린을 만드는 세포를 너무 많이 작동시키면 그 세포는 끝이 보이지 않는 노동에 지쳐 세상을 등지고 인슐린과 함께 동반 자살하게 됩니다.

따라서 당뇨병에서 사용되는 SU(sulfonyl urea)제 같은 인슐린 분비를 촉진하는 종류의 약을 사용하면 췌장의 인슐린을 만드는 작용을 피폐하게 만들어 오히려 인슐린을 만드는 힘을 약화시킵니다. 따라서 잘못된 생활 습관으로 인해 일어난 당뇨병은 약에 의존하기보다 잘못된 생활 습관을 바로잡는 것이 필요합니다.

또 체질과 환경은 사람마다 다르므로 같은 식이요법을 해도 모든 사람에게 효과가 똑같이 나타난다고 할 수는 없습니다. 정반대되는 식사법이 양쪽 모두에게 효과가 있는 것은 체질과 환경이 다르기 때문입니다. 어느 쪽이 옳고 어느 쪽이 틀린 것은 아닙니다.

혈당이 상승하는 것을 막기 위해서 당질 제한으로 곡물을 섭취하지 않는 방법이 있는가 하면 현미 채식이나 정제되지 않은 식물성 위주의 식사 방법도 있습니다. 각각 효과가 있는 사람이 있는데, 단기간에는 두 가지 모두 효과가 있습니다. 하지만 장기적으로 보면 몸에 맞는 방법을 찾아줄 필요가 있습니다. 나는 문진이나 부하 시험을 실시해서 체질을 판단하고 식사 지도를 하고 있습니다.

대략적인 판단 방법으로는 공복 시 커피를 마시는 방법이 있습니다.

커피를 마셔서 상태가 좋아지거나 아무렇지도 않은 사람은 곡물이나 채소의 섭취 비율이 많으면 몸 상태가 좋아집니다. 반대로 기름 종류를 많이 섭취하면 상태가 나빠집니다.

커피를 마시면 나른함을 느끼거나 속이 아프다거나 상태가 나빠지는 사람은 동물성 식품을 많이 섭취하면 상태가 좋아집니다.

이밖에 중간 유형의 사람이 있죠. 커피를 한 잔만 마셔도 왠지 안절부절못하게 되는 경우입니다. 이런 사람은 중간 타입의 식사를 하면 좋습니다.

드물게 유형이 주기적으로 바뀌는 사람도 있습니다.

◉고혈당이 동맥경화를 만든다

앞서 소개한 데이터처럼 혈당이 높은 상태는 순환기 질환 가능성과 총사망률이 고혈압보다 더 높습니다. 그러면 왜 혈당이 높으면 안 될까요?

세포의 에너지원인 포도당과 에너지를 저축하는 지방이 많으면 왜 문제가 될까요?

세포 내 포도당이 너무 많으면 활성산소와 당화를 발생시키는 원천이 됩니다.

당화란 몸속에 남아도는 포도당이 단백질에 달라붙는 것을 말합니다. 즉 단백질이 당화된다는 뜻인데, 당화가 되면 단백질의 분자 구조가 비가역적으로 변화되므로 단백질의 기능이 나빠지거나 기능이 파괴됩니다. 이처럼 당화가 진행되어 원래 상태로 돌아가지 않는 물질을 최종당화산물(AGEs)이라고 합니다. 최종당화산물은 노화와 여러 가지 질병의 근원이 되며 기미나 당뇨병 합병증의 원인이 됩니다.

최종당화산물이 발생하면 세포의 기능이 저하되고 경우에 따

라서는 세포가 파괴되어 버립니다. 또 혈액 내 포도당 수치가 높으면 적혈구끼리 동전 꾸러미처럼 붙어 있는 '적혈구 연전 현상'을 일으켜 적혈구가 혈관 속을 잘 이동하지 못하고 내피세포의 세포벽에 걸리기 쉽습니다. 이것이 혈관 내피세포를 손상시키고, 그 결과 동맥경화가 발생해서 혈압이 상승합니다.

당뇨병의 3대 합병증은 당뇨병성 신증, 당뇨병성 망막증, 당뇨병성 말초신경장애입니다. 이들은 모두 가는 동맥의 동맥경화입니다. 심근경색이나 뇌경색은 중간 정도 동맥의 동맥경화입니다. 당뇨병 환자는 합병증으로 백내장이나 암이 발병하기 쉬운데, 원인은 활성산소입니다.

눈에 좋은 루테인은 활성산소를 제거하는 항산화 물질로, 블루베리와 메리골드에 많이 들어 있습니다. 이것은 당뇨병에서 문제가 되는 폴리올 대사계(polyol pathway)를 억제하는 작용을 하며, 동물 실험에서는 당뇨병 합병증에 좋다는 데이터도 나와 있습니다. 폴리올 대사계란 포도당이 소르비톨로 환원된 다음 과당으로 산화되는 경로를 말하는데, 세포 내에서 활성산소를 만들거나 당화를 일으키는 작용을 함으로써 미세혈관 장애에 관여합니다[30].

이런 이유로 당을 줄이고, 활성산소를 억제하기 위해서는 항산화 물질이 많은 채소나 과일을 먹는 것은 당뇨병에 좋습니다.

●혈압을 정기적으로 측정할 필요는 없다

지금까지 고혈압과 고혈압에 관련된 인자(因子), 고혈압 이외에 동맥경화에 관련된 생활습관병에 대해 살펴보았습니다.

여기서 동맥경화 예방에 대한 재미있는 논문을 소개하겠습니다.

동맥경화의 위험성이 높은 경우에는 혈압약을 사용하되, 그 외에 혈압을 측정하는 의미는 없고 혈압을 측정하는 횟수가 적을수록 심혈관 질환이 줄어든다고 합니다❸.

생활 습관이 개선되면 동맥경화의 위험성은 줄어듭니다. 혈압이 내려가고 결국 혈압약을 먹을 필요도 없어지죠. 이와 비슷한 논문이 고지혈증에 나옵니다.

●강압제 부작용

앞서 말했듯이 고혈압약에는 여러 가지 부작용이 있습니다. 구체적으로 어떤 부작용이 있을까요?

약 전체에 공통되는 부작용으로는 알레르기, 두드러기, 휘청거림, 신장 기능 장애, 간장 기능 장애, 빈혈, 혈소판 감소 그 외 여러 가지가 있습니다.

고혈압 치료에 사용되는 티아자이드(thiazide)계 이뇨제와 칼슘 길항제 중에는 빈뇨를 유발하는 약도 있습니다. 고령 남성 중에는 화장실 출입이 잦아져 병원에서 진찰을 받아 보니 전립선 비대였다는 경우가 많습니다.

고령의 남성 중 상당수는 전립선 비대증 환자입니다. 그런데 전립선 비대증 치료제가 혈압에 영향을 줄 수 있다고 해서 혈압약을 끊었더니 화장실 출입 횟수가 줄어든 경우도 있었습니다.

또 고령의 여성이 통풍에 걸려 이상해서 검사를 받았더니 요산 수치를 높이는 티아자이드계 이뇨제를 복용 중이었던 사례도 있습니다. 고령의 여성이 통풍에 걸리는 경우는 매우 드문 일입니다.

이처럼 증상으로 나타나는 부작용 외에 언뜻 부작용이라고 생각하지 못하는 경우도 있습니다.

당뇨병, 암, 심혈관 질환의 위험성을 높이는 고혈압약이 있습니다[32].

고혈압약을 먹고 당뇨병이나 암에 걸릴 거라고는 전

혀 생각지도 못하겠지만 실제로 사례가 있습니다. 당뇨병은 정도에 따라서는 고혈압보다 심혈관 질환의 위험성을 높입니다. 고혈압 치료제 중 베타(β) 차단제와 티아자이드(thiazide)계 이뇨제가 당뇨 발생 위험을 높이는 것으로 나타났습니다. 위험성을 몇 배로 올리는 것은 아니지만, 약 7만 5,000명을 대상으로 16년간 추적한 데이터를 보면 이 약으로 인해 3,589명의 당뇨병 환자가 증가한 것으로 추정됩니다. 비율로 보면 높지 않지만 약 20명 중 1명에 해당합니다[33].

다음으로 칼슘 길항제 계열의 혈압약을 살펴보겠습니다.

혈관을 확장시키는 작용을 해서 협심증과 심근경색 등의 심혈관 질환자가 먹기도 하는 약인데, 고용량으로 복용하면 심혈관 질환을 일으킨다는 데이터가 있습니다[34]. 협심증을 치료하려고 먹은 약이 오히려 협심증을 유발한다니, 어이없는 일입니다. 치료 목적으로 증상을 억제하는 약을 먹었다가 오히려 그와 비슷한 증상이 나타난다는 것은 드문 일이 아닙니다. 위장약의 부작용에 위통이나 소화불량, 구토 증상이 있는 것은 당연한 일입니다.

논문에 나오는 것처럼 혈압을 자주 측정하는데 혈압이 높아서 낮추려고 하다가 너무 많이 내려가 버린 예를 흔히 볼 수 있습니다. 혈액 순환이 나쁜데 혈관을 확장해서 혈

혈압 강하제의 종류

	작용	부작용	약품명
이뇨제	신장에서 나트륨 흡수를 억제하고 혈액량을 줄인다.	빈뇨, 전해질 이상, 요산 증가, 혈당을 상승시킨다.	플루이트란(Fluitran)[트라이클로르메티아지드(trichlormethiazide)], 라식스(Lasix)[푸로세미드(furosemide)], 스피로놀락톤(spironolactone)[알닥톤(Aldactone)]
칼슘 길항제	혈관 근육을 이완시켜 혈관을 확장시킨다. 심장의 수축하는 힘을 억제한다.	두근거림, 두통, 부종, 빈뇨, 변비, 권태감, 홍조, 협심증, 심부전	노바스크(Norvasc)(암로디핀), 아달라트(Adalat)[니페디핀(nifedipine)], 니바딜(Nivadil)[닐바디핀(Nilvadipine)]
안지오텐신 전환효소 억제제	혈압을 상승시키는 호르몬인 안지오텐신의 작용을 억제한다	기침, 현기증, 어지러움, 전해질 이상	레니베이스(Renivace)[에날라프릴(Enalapril)], 타나트릴(Tanatril)[이미다프릴(imidapril)]
알도스테론 수용체 길항제	혈압을 상승시키는 호르몬인 알도스테론의 작용을 억제한다	두통, 현기증, 전해질 이상	뉴로탄(NU-LOTAN)[로자탄 칼륨(Losartan Potassium)], 디오반(Diovan)[발사르탄(valsartan)], 올메텍(olmetec)[올메사르탄(Olmesartan)], 많은 약의 일반명에 사르탄(sartan)이 붙는다.
β(베타) 차단제	심장의 수축력과 맥박을 감소시켜 혈압을 낮춘다.	심부전, 서맥(徐脈), 두통, 현기증, 혈당을 높인다.	테노민[아로티놀롤(Arotinolol)], 메인테이트(Maintate)[비소프로롤(Bisoprolol)], 인데랄(Inderal)[프로프라놀롤(Propranolol)]
α(알파) 차단제	혈관을 수축시키는 교감신경의 기능을 억제한다.	기립성저혈압, 현기증, 실신, 두근거림	카르데나린(Cardenalin)[독사조신(Doxazosin)], 미니 프레스(Minipress)[프라조신(Prazosin)]

압을 낮추면 오히려 혈액이 순환되지 않는다는 것은 쉽게 상상할 수 있습니다.

혈압 강하제의 부작용이 암을 유발할 수 있다는 논문도 있습니다. 논문에 따르면 일본인을 대상으로 한 연구에서 혈압 강하제의 장기 투여로 인해 암이 증가했다고 합니다. 또 혈압 강하제 ACE 저해제와 ARB의 병용으로 인해 암이 증가했다는 논문도 있습니다[35].

이 약들은 지극히 일반적으로 사용되는 혈압약입니다.

혈압이 크게 증가하고 있지는 않지만, 만일을 위해 약을 먹어두자는 말을 듣고 약을 먹었다가 당뇨병이나 암에 걸리면 그땐 후회해도 늦습니다.

◉이상한 고혈압의 기준

고령자와 이야기를 하면 가끔 듣는 말인데, **옛날에는 나이에 90을 더한 수치가 정상 혈압의 기준이었다**고 합니다.

현재 정상 혈압 기준은 140/90입니다. 얼마 전에 만난 환자는 의사에게 가면 어쩐지 압박감을 느낀다고 했습니다. 기준을 조금이라도 넘으면 약을 먹어라, 소금을 먹지 마라, 혈압을 더 재라는 말을 듣는다고 합니다. 앞서 혈압

을 재는 횟수가 많을수록 심혈관 질환에 걸릴 확률이 높아
진다는 논문을 소개했는데, 그 환자가 가엽다는 생각이 드
네요.

가끔 혈압이 높은 쪽이 건강하다는 사람도 있습니다.
하지만 현재 고혈압 진단 기준에 건강한지 아닌지와 상관
없이 내가 건강하면 그걸로 됐다고 생각합니다.

고령자의 혈압별 사망 위험을 조사한 논문이 있습니다[36].

**논문에 따르면 75세부터 84세까지는 혈압이 170이 넘지 않으
면 130~139와 비교해서 혈압이 높은 쪽이 사망률은 낮습니다.
경도 허약이며 기초체력이 약할 경우 혈압이 180을 넘지 않으면
마찬가지로 사망률이 낮습니다.**

**반대로 혈압이 120~129가 되면 사망률이 높고, 120 이하일
경우 사망률이 더 높습니다. 현재의 혈압 기준보다 높은 쪽이 오히
려 사망률은 낮습니다.**

**85세 이상이 되면 혈압이 180 이상이라 해도 130~139와 비
교해서 사망률이 낮습니다. 마찬가지로 130~139 이하일 경우 혈
압이 내려갈수록 사망률은 높습니다.**

예전에 들었던 기준이 고령자가 되면 정확히 들어맞는
것 같습니다.

물론 모두에게 해당하는 것은 아니고, 심부전이 있거나

협심증이나 심근경색을 앓은 후에는 혈압이 낮은 편이 좋은 경우도 있습니다.

85세 이상의 고령자는 혈압이 내려가면 사망률이 높아진다는 보고도 있습니다. 따라서 혈압이 높았던 사람인데 혈압이 내려가서 정말 다행이라고 할 수는 없습니다. 내 임상 경험으로는 혈압이 높았던 고령자의 혈압이 내려가면 기력이 없어지는 경우가 많습니다.

치매와 관련해서도 고령자 이외에는 혈압이 높으면 치매 위험이 높다고 합니다. 하지만 고령자의 경우 혈압이 낮으면 오히려 인지 기능이 떨어집니다㉗.

고령자는 심혈관 질환과 마찬가지로 치매일 경우 고혈압이면 좋지 않지만, 약을 먹어도 위험성이 줄어들지 않을 것이라고 생각됩니다.

지금까지 설명했듯이 고혈압의 배경에는 여러 가지 요인이 있습니다.

혈압이 높은 배경을 보면 혈압이 상승하는 여러 가지 원인이 있는데, 외부로 나타나는 증상 중 하나가 고혈압입니다. **혈압 수치에만 신경을 써서 낮춘다고 원인이 없어지는 것이 아닙니다. 혈압이 상승하는 근본 원인을 무시하고 약으로만 혈**

㊱경도 허약 고령자의 혈압별 사망 위험도를 수축기 혈압별로 비교

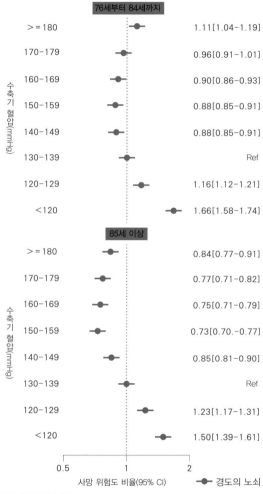

76세부터 84세까지

수축기 혈압(mmHg)		
>=180		1.11[1.04−1.19]
170−179		0.96[0.91−1.01]
160−169		0.90[0.86−0.93]
150−159		0.88[0.85−0.91]
140−149		0.88[0.85−0.91]
130−139		Ref
120−129		1.16[1.12−1.21]
<120		1.66[1.58−1.74]

85세 이상

>=180		0.84[0.77−0.91]
170−179		0.77[0.71−0.82]
160−169		0.75[0.71−0.79]
150−159		0.73[0.70.−0.77]
140−149		0.85[0.81−0.90]
130−139		Ref
120−129		1.23[1.17−1.31]
<120		1.50[1.39−1.61]

0.5 1 2

사망 위험도 비율(95% CI) ━●━ 경도의 노쇠

※1보다 왼쪽이면 사망률이 낮다

㊱J.A.H. Masoli et al. Blood pressure in frail older adults Age and Ageing 2020; 49:807−813에서 인용하여 일부 발췌, 수정

압을 낮춘다면 부작용만 나타날 수 있고 질병을 예방하는 효과는 기대하기 어렵습니다.

고령자의 고지혈증도 혈압과 마찬가지로 낮지 않은 편이 좋다는 데이터가 있습니다. 고지혈증 수치가 낮을수록 총사망률과 심혈관 질환에 따른 사망률이 높습니다. 특히 여성들에게 이런 경향이 많이 나타납니다.

즉 고령자의 경우 **혈압이 높은 것이 나쁘지 않으며, 심혈관 질환의 위험은 약을 먹든 안 먹든 별로 차이가 없고**[38]**, 약을 먹어서 혈압을 낮추면 사망 위험이 높아진다는** 뜻입니다.

심혈관 질환의 위험이 높을 경우에는 혈압약을 먹으면 위험성은 다소 낮아지지만, 생활 습관을 비롯한 다른 위험 요인을 해결하는 것이 예방 효과가 높습니다.

제3장

뇌·심혈관 질환을 예방하는 음식과 생활 습관

◉가장 중요한 감량과 식사 개선

고혈압으로 생활 습관을 개선해야 한다면 어떻게 해야 할까요? 소금을 줄여라, 체중을 빼라, 운동을 해라, 담배를 피우지 마라, 술을 마시지 마라 등의 내용이겠죠.

지금부터는 다양한 데이터를 보면서 어떤 생활 습관이 위험을 낮추는지 알아보겠습니다.

혈압을 낮추기 위한 다양한 생활 습관을 비교한 표를 살펴보면 체중 감량이 가장 효과적입니다[39].

혈압이 높으면 흔히 의사에게 살을 빼라는 말을 듣습니다. 체중이 증가한다고 심장이 커질 리는 없기 때문에 비만이 되면 심장에 부담이 되어 고혈압이 되기 쉽습니다. 경우에 따라서는 동맥경화로 심장의 기능이 나빠지게 됩니다. 그런데 체중이 늘어난 만큼 순환시켜야 할 혈액량은 늘어납니다. 심장만이 혈액을 순환시키는 구조는 아니지만, 순환시킬 혈액량이 늘어나면 심장에서 내보내는 압력이 높아집니다. 그래야 몸 구석구석까지 혈액을 보낼 수 있기 때문입니다. 따라서 체중이 증가하면 혈압은 쉽게 상승합니다.

㊴생활 습관 개선에 따른 혈압의 변화

개입	수축기 혈압의 저하
감량	5-20mmHg/감량 10kg당
대쉬식단(DASH diet)	8-14mmHg
저염	2-8mmHg
운동량 증가	4-9mmHg
적당한 음주	2-4mmHg
칼륨 섭취 증가	일정하지 않음

㊴SS Hedayati et al.: Non-pharmacological aspects of blood pressure control Kidney International (2011) 79,1061-1070에서 인용하여 일부 발췌, 수정

㊵스포츠 관련 돌연사 수 820명 중 비율

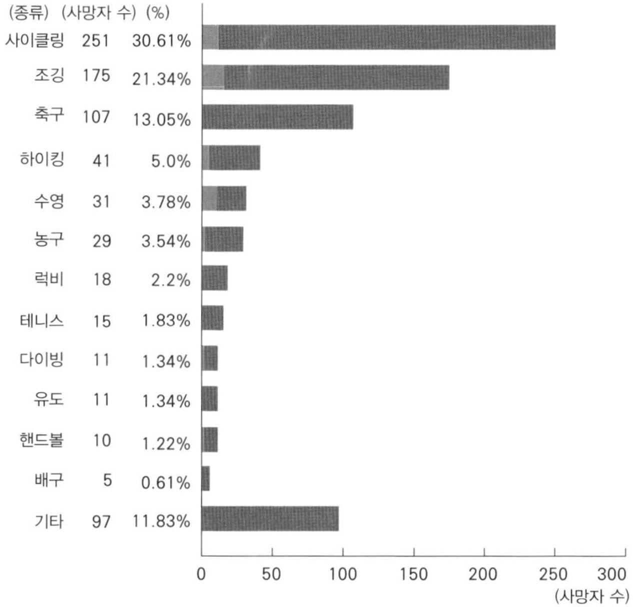
(종류) (사망자 수) (%)
사이클링 251 30.61%
조깅 175 21.34%
축구 107 13.05%
하이킹 41 5.0%
수영 31 3.78%
농구 29 3.54%
럭비 18 2.2%
테니스 15 1.83%
다이빙 11 1.34%
유도 11 1.34%
핸드볼 10 1.22%
배구 5 0.61%
기타 97 11.83%
0
50
100
150
200
250
300
(사망자 수)

㊵Marijon et al Sports-Related Sudden Death Circulation. 2011;124: 672-681.에서 인용하여 일부 발췌, 수정

그렇다면 체중 감량의 효과에 대해 살펴보겠습니다. BMI 25 이하를 목표로 해서 10kg을 감량하면 혈압이 5~20mmHg 내려갑니다.

대쉬 식단(The Dietary Approaches to Stop Hypertension)은 미국에서 만들어진 식사법으로 고혈압 개선을 목적으로 합니다. 과일과 채소를 많이 섭취하고 유제품은 저지방유(低脂肪乳)로 먹고 포화지방산과 총지방의 섭취를 줄이는 방식의 식사법으로, 혈압이 8~14mmHg 내려갑니다.

흔히 염분을 1일 6g 이하로 제한하라고 하는데, 1일 6g으로 제한하면 혈압이 2~8mmHg 내려갑니다. **일본인의 경우 저염으로 혈압이 내려가는 경우는 고혈압 환자 중 30% 정도에 불과합니다. 1일 6g 이하의 염분 제한은 기준치가 엄격한 데 비해, 생각보다 효과가 없다는 것을 알 수 있습니다. 또 문제점은 과도한 저염은 사망률을 증가시킨다는 것입니다. 상세한 내용은 뒤에서 말하겠지만 혈압이 내려가도 결국 사망한다면 아무런 의미가 없는 일입니다.**

운동도 혈압을 낮춰 줍니다. 운동하면 체중이 줄어들고, 체중이 줄면 혈압이 떨어진다고 생각하는 사람이 많은

데, 운동하면 체중이 줄지 않아도 혈압이 내려가고 협심증 등 관상동맥 질환의 위험도 줄어듭니다. 운동할 때는 흔히 유산소 운동을 강조하지만, 가벼운 정도의 부담이 되는 운동도 필요합니다.

운동함으로써 혈액 순환이 좋아지고 체온이 상승하면 고혈압 이외의 만성병에도 효과가 나타납니다.

데이터를 보면, 하루 30분의 유산소 운동을 거의 1주일 내내 하면 혈압이 4~9mmHg 내려갑니다. 음주는 남성이 1일 2잔, 여성은 1일 1잔 이하로 절주하면 2~4mmHg 내려갑니다.

체중 감량에 비하면 별로 효과가 없는 편입니다.

결과적으로 체중 감량과 식사 개선이 혈압을 낮추는 데는 가장 효과적입니다. 하지만 체중을 한없이 줄일 수는 없습니다. 저체중이 되면 오히려 문제가 발생하기 때문입니다. 그래서 좋은 식습관과 운동을 지속적으로 하는 것이 좋습니다.

●운동

운동하면 체중이 줄지 않아도 혈압은 내려갑니다. 또

운동함으로써 심혈관 질환의 위험을 줄일 수 있습니다. 이는 저하된 신체 기능이 향상되었기 때문일 것입니다.

그러면 어떤 운동을 하면 좋을까요?

걷기나 조깅이 좋습니다. 천천히 산책하듯 걷는 것이 아니라 빠른 걸음으로 걷거나 강아지 산책을 시키면서 속도 조절을 못해 빠른 걸음으로 걸으면 맥박이 빨라지고 혈압이 올라갑니다. 조깅도 맥박 수와 혈압을 상승시킵니다. 운동 중 혈압이 올라가면 동맥경화 환자에게는 부담이 됩니다.

현대인들은 옛날 사람들보다 운동량이 부족하고 근력도 떨어집니다. 이전에 야마가타(山形)에 갔을 때, 옛날 '에도시대(17~19세기)'에는 여성이 쌀 2가마니를 짊어지고 옮겼다는 말을 듣고 놀랐습니다. 그 무게만 해도 120kg인데 말이죠.

지금은 슈퍼에서 구입한 10kg의 쌀을 들고 돌아가는 것도 무겁다고 할 정도로 근력이 떨어졌습니다. 일본 '에도시대'에는 하루 20km에서 30km를 걸어 다녔다고 하니 그에 비하면 체력이 떨어진 것은 분명할 것입니다. 나는 몸을 움직이지 않는 현대인의 습관이 혈관을 포함한 신체 기능을 저하시키고 있다고 생각합니다.

◉조심해야 할 돌연사 위험

신체의 유연성이 손상되면 혈압이 높아집니다. 운동이라고 하면 몸을 움직이는 것만 생각하기 쉬운데 스트레칭도 중요하죠. 스트레칭을 해서 근육의 혈류가 좋아지면 혈압이 떨어지기 때문입니다.

중장년 운동에는 돌연사 위험이 있습니다. 지바(千葉)의 시골에는 도심에서 골프를 치러 오는 사람이 많은데, 골프는 중장년층이 운동하다가 사망하는 확률이 높은 운동 중 하나입니다. 101페이지 하단의 데이터에 따르면 사이클링, 조깅, 하이킹도 돌연사를 일으키는 경우가 많은 운동입니다[40].

스포츠에는 혈압을 낮추는 것 외에도 심폐기능 강화, 심혈관 질환 발병 억제, 근력 증강, 건강수명 연장 등의 효과가 있습니다. 하지만 돌연사를 당해낼 수는 없습니다.

그러면 어떤 사람에게 돌연사가 잘 일어날까요? 동맥경화의 위험이 있는 사람에게 발생할 가능성이 많습니다. 그렇다면 이미 고혈압이 있는 사람은 위험성을 안고 있는 셈이죠.

대부분의 돌연사는 중등도에서 고도의 부하가 걸렸을 때 일어납니다. 또 운동을 시작했을 때 혈압이 높아지기 쉬우므로 준비 운동을 해서 혈압이 갑자기 오르지 않도록 한 후에 운동하는 것이 바람직합니다❹.

일반적으로 운동 중에 수분을 많이 섭취하고 전날에는 과음을 하지 말라고도 합니다. 물은 꿀꺽꿀꺽 마셔도 술은 꿀꺽꿀꺽 마시지 말라는 뜻이죠.

중년까지의 데이터를 보면 운동을 했기 때문에 돌연사한 것이 아니라 원래 요인이 있었는데 운동이 계기가 되었을 뿐 사망률에는 변함이 없다는 결과였습니다. 결과적으로 운동을 하든 하지 않든 크게 달라지지 않지만, 운동은 젊은 사람에게는 필요한 것입니다.

일본 전체로 보면 운동 습관을 지닌 사람의 사망률이 낮다는 데이터가 있습니다. 특히 순환기 질환과 자살이 줄어듭니다❷.

운동하는 것이 좋지만 고령자들은 무리하지 않도록 할 필요가 있습니다. 지금은 35세가 지나면 동맥경화의 위험이 있습니다. 빠르면 혈압이 오르기 시작할 나이입니다.

평소에는 운동 부족인데 옛날에 익힌 실력으로 갑자기 심장에 무리가 되는 운동을 하면 돌연사를 일으키기 쉬습니다.

그러면 어떤 운동이 좋을까요?

처음에는 스트레칭이나 천천히 걷기로 시작해서 몸에 익숙해지면 서서히 부담되는 운동을 계속해 나가면 돌연사를 피할 수 있습니다. 그리고 운동을 할 때마다 준비 운동을 하면 운동의 장점을 살리면서 위험에서도 벗어날 수 있습니다.

운동은 가벼운 종류라도 효과가 있습니다. 안 하는 것보다는 조금이라도 하는 게 좋지만, 너무 많이 하면 돌연사의 위험이 있습니다. 40% 정도만 힘을 써서 운동해도 충분합니다.

●추천하는 운동은 태극권

나는 태극권을 한 지 10년 정도 되었습니다. 움직임이 느려서 운동이 되지 않고 자극도 되지 않는다고 생각할 수 있지만, 돌연사의 위험이 가장 낮은 운동이라고 생각합니다. 적당한 속도로 하면 맥박이 상승하지 않습니다. 즉 심장에 큰 부담이 되지 않는다는 뜻입니다.

태극권의 효과는 대만과 미국, 중국에서 연구되고 있습니다. 세계 최첨단 의료지식과 기술을 보유한 하버드대에서도 태극권

관련 책이 나오고 있습니다. 고령자의 신체 균형이 개선되고 낙상 사고가 줄어들며, 심혈관 질환 위험이 감소되고 파킨슨병 증상이 가벼워지는 효과가 나타난다고 기록되어 있습니다.

내가 조사한 바로는 태극권을 하면 근육 증강, 심장 기능 향상, 폐활량 증가, 항산화력 증가, 혈압 저하, 부교감신경 우위 상태로 변화, 면역 증강, 불안과 우울감 개선, 염증 감소, 통증 개선 등의 효과가 있습니다[43].

다른 운동에 비해 장기적으로 사망률을 감소시키는지 비교해 보니 걷기와 결합하는 것이 가장 효과적이라고 나옵니다. 이 연구에서는 조깅과 조합하면 심혈관 질환의 위험률이 0.9배가 됩니다. 하지만 태극권과 걷기를 조합하면 0.57배가 되어 약 40% 이상이 줄어듭니다[44].

면역에 관한 연구에서, 달리기를 위한 '인터벌 트레이닝'(고강도의 운동과 저강도의 운동을 교대로 수행하는 운동)을 할 경우 림프구가 감소하지만, 태극권을 하면 증가한다는 데이터가 있습니다[45]. 이는 오랫동안 논란이 되어 온 주제입니다. 격렬한 운동이 면역세포인 림프구를 감소시키기 때문에 면역력을 저하시킨다는 설이 오랫동안 유력했습니다.

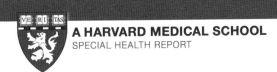

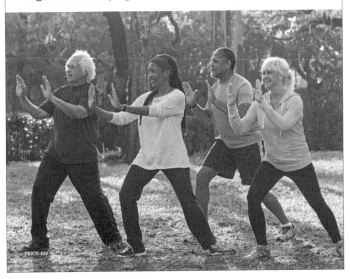

하버드대 발행 「An Introduction to Tai Chi」

하지만 림프구 감소가 면역을 저하시키는 것이 아니라는 논문이 나왔습니다[46]. 즉 림프구는 감소하지만, 면역력이 저하되는 것은 아니며 지속적인 운동은 면역력을 상승시킨다고 합니다. 앞서 언급했듯이 고혈압 환자가 갑자기 고강도의 운동을 하면 몸에 많은 부담이 됩니다. 따라서 적당한 운동을 지속적으로 하는 것이 바람직합니다.

태극권은 나처럼 만사를 귀찮게 여기는 귀차니스트에게는 옷을 갈아입을 필요도 없이 공간만 있으면 실내에서도 할 수 있습니다. 게다가 항산화 작용도 하고 통증도 덜어주는 뛰어난 운동입니다.

◉혈압을 낮추는 또 다른 방법 '세포를 활성화하는 스트레칭과 운동'이란?

혈압을 낮추는 또 한 가지 방법이 있습니다. '세포를 활성화하는 스트레칭과 운동'입니다.

'노력 금지'를 기본으로 뇌와 근육에 무리가 가지 않는 자극을 주어 평소 사용하지 않는 뇌의 영역과 회로, 근육을 활성화시키는 운동입니다. 예전에는 할 수 있었던 것을 할 수 없게 된 경우, 예를 들어 브리지 카드놀이를 할 수

❸ 태극권의 효과와 건강에 미치는 영향

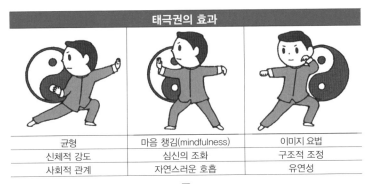

태극권의 효과		
균형	마음 챙김(mindfulness)	이미지 요법
신체적 강도	심신의 조화	구조적 조정
사회적 관계	자연스러운 호흡	유연성

Tai Chi in human health

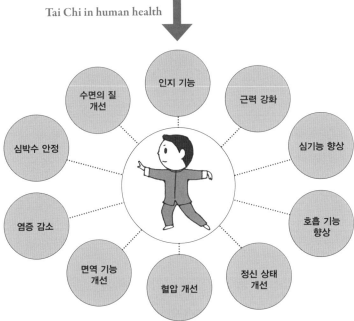

❸ Xu,S.;Baker,J.S.;Ren,F. The Positive Role of Tai Chi in Responding to the COVID-19 Pandemic. Int. J. Environ. Res. Public Health 2021,18,7479에서 인용, 일부 발췌, 수정

없게 되었다든가 옆으로 재주넘기를 못하게 된 경우인데, 이것은 근육이 없어진 것도 뇌가 움직이는 회로가 사라진 것도 아닙니다. 사용하지 않아서 휴면 상태가 된 것이므로 움직여주면 그 부위가 활성화됩니다.

많은 사람이 평소에 움직이는 근육이 정해져 있습니다. 그러면 몸은 그에 대응해서 변해갑니다. 이것은 좋은 면도 있지만 진행되면 몸이 굳어지고, 균형이 깨지며, 내장의 기능이 떨어지고, 뇌와 눈과 귀의 기능이 저하되는 증상이 나타납니다. 기계를 사용하지 않고 자신의 힘으로 손과 발, 몸통을 정해진 순서대로 여러 번 움직이고, 이것을 몇 가지 조합해서 재활성화시켜 줍니다.

실내에서 양손을 벌려 휘두를 수 있을 정도의 공간만 있으면 할 수 있습니다. 무리 없는 운동으로 뇌와 신경, 근육을 활성화해서 혈압을 낮추는 효과가 있습니다. 또 근육의 저하와 신체의 불균형으로 인한 휘청거림, 파킨슨병 증상 개선 등의 효과가 있습니다.

줌(ZOOM)을 통해 트레이너와 함께 혹은 DVD를 보면서 집에서도 할 수 있는 운동입니다. 관심 있는 독자는 찾아서 도전해 보시기 바랍니다.

㊹운동 종류에 따른 사망 위험도 비율의 변화
운동 습관이 없는 사람과의 비교

	사인					
	전체 사망		암		심혈관 질환	
	사망 위험도 비율 ° 95% CI		사망 위험도 비율 95% CI		사망 위험도 비율 95% CI	
운동 안 함	1.00	Referent	1.00	Referent	1.00	Referent
주요 운동						
태극권	0.80	0.72,0.89	0.78	0.66,0.91	0.77	0.64,0.92
걷기	0.77	0.69,0.86	0.84	0.72,0.99	0.73	0.61,0.88
조깅	0.73	0.59,0.90	0.69	0.51,0.94	0.74	0.52,1.06
그 외 운동	0.78	0.56,1.10	0.65	0.38,1.10	0.72	0.37,1.40
태극권+걷기	**0.69**	0.58,0.83	0.78	0.59,1.02	**0.57**	0.41,0.80

㊹Wang et al. Tai Chi, Walking, Jogging, and Mortality Am J Epidemiol. 2013;178(5):791–796에 서 인용하여 일부 발췌, 수정

환자에게 혈압을 낮추려면 운동을 해서 체중을 줄여야 한다고 말하는 의사가 있습니다. 그런데 실제로는 운동만으로 체중을 줄이기는 어렵습니다. 흔히 하는 말하지만, 케이크 하나를 먹으면 몇 시간이나 걸어야 한다며 칼로리만 계산해서 운동한다면 체중이 잘 줄어들지 않습니다.

여기서 중요한 점은 운동은 체중이 내려가지 않아도 건강 유지에 효과가 있다는 것입니다. 체중이 내려가지 않는다며 운동을 그만두는 것은 너무 아까운 일입니다. 체중이 빠지지 않는다고 해서 절대 운동을 그만두지 마세요.

◉식사

체중을 적당한 수준까지 줄이기 위해서는 운동과 함께 식이요법을 병행해야 합니다.

나는 고혈압 환자에게는 우선 채식을 권합니다.

그 이유는 고혈압의 원인이 장내 환경이 나쁘거나, 식사에 들어 있는 미네랄 균형이 나쁘거나, 염증이 생기기 쉬운 식재료 혹은 조리법이 원인인 경우가 많기 때문입니다.

동물성 식품은 나트륨과 인이 많은데, 함께 혈압을 올리는 작용을 합니다. 그리고 대장에서 유해균에 의해 대사되어 혈압을 올리고 염증을 일으키는 아민류라는 물질을 생성합니다. 동물성 단백질을 많이 섭취하면 대변이나 방귀에서 냄새가 나는 이유가 이 아민류 때문인데, 이 물질은 냄새 이상으로 해롭습니다.

반대로 식물성 식품, 특히 채소와 과일에는 칼륨과 마그네슘이 많은데, 이들은 혈압을 낮추는 효과가 있습니다. 식이섬유는 유익균을 증식시키는 기능을 하는데, 이 유익균은 혈압을 낮추는 물질을 만들거나 자율신경의 기능을 조절합니다. 또 식물에 들어 있는 파이토케미컬에는 항산화 작용과 염증을 억제하는 작용이 있어 혈압을 낮춰 주고 동맥경화를 방지해 줍니다.

채식하면 혈압이 떨어지고, 죽상동맥경화가 개선되는 증례를 많이 보았습니다. 다른 방법으로도 혈압이 저하될 수는 있지만, 죽상동맥경화의 개선을 위해서는 채식이 가장 필요합니다.

사람마다 체질이 달라 어떤 식품이 좋은지는 사람에 따라 다르지만, 일반적으로 판매되는 것 중 누가 먹든 좋지 않은 것이 있습니다. 그중 가장 문제가 되는 것이 설탕입니다. 설탕이 들어간 음료를 마시면 혈압이 올라간다는 데이터도 있으며, 설탕은 혈압에도 악영향을 미칩니다[47].

그러면 어떤 채식이 혈압을 낮출까요? **나는 혈압과 관계**

㊼설탕이 든 음료 소비량과 질병의 위험률 관계

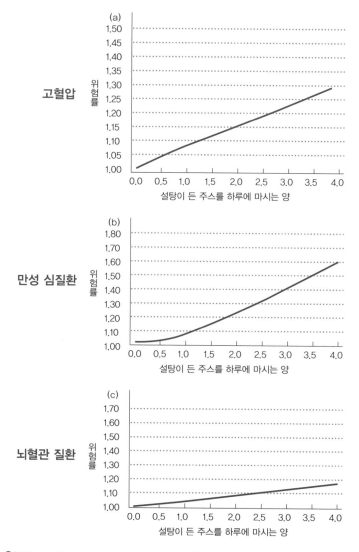

㊼B. Xi et al. Sugar-sweetened beverages and CVD risk. British Journal of Nutrition (2015). 113,709-717에서 인용하여 일부 발췌, 수정

없이 평소 식물성을 기본으로 한 홀푸드(Whole Food) 식사를 환자들에게 권합니다. 이는 채소나 과일, 콩, 곡물, 씨앗류의 식물을 정제하지 않고 먹는 식사, 말하자면 채식주의(vegetarian) 식사법의 일종입니다.

채식주의에도 여러 가지 식사법이 있습니다. 모든 채식주의가 좋은 것은 아니지만 이에 관해서는 뒤에서 설명하겠습니다.

◉채식주의와 육식주의의 사망률 비교

먼저 채식주의와 육식주의를 비교해 보면, 채식주의가 되면 수축기 혈압이 약 5mmHg, 확장기 혈압이 약 3mmHg 떨어진다는 데이터가 있습니다. 이 연구에는 많은 데이터가 들어 있는데 완전한 채식주의자, 유제품은 먹는 사람, 달걀은 먹는 사람, 생선도 먹는 사람, 가끔 채식주의자가 되는 사람이 포함되어 있습니다[48]. 채식주의 식사를 하면 저염이나 운동만큼 혈압이 내려갑니다. 또 혈압이 내려가는 것보다 더 좋은 효과에 대해서는 후술하겠습니다.

채식주의자 중에는 단백질을 섭취할 수 없는 사람도 있

는데, 비타민 B$_{12}$와 비타민 D 부족 문제가 발생하기 쉽지만, 단백질 결핍은 잘 일어나지 않습니다. 그런데 비타민 B$_{12}$나 비타민 D 부족은 동맥경화의 원인이 되기도 합니다. 이에 관해서는 후술합니다. 비타민 B$_{12}$는 식물성 식사에는 거의 들어 있지 않은 영양소이므로 채식주의자에게는 부족합니다.

단백질을 섭취하는 식품의 차이에 따라 여성 사망률을 확인한 연구가 있습니다[49].

이 결과에 따르면 총단백질 섭취량 중 동물성 단백질을 식물성 단백질로 5%만 교체해도 총사망 위험률이 0.91배, 심혈관 질환 위험률은 0.88배, 치매 위험률은 0.79배로 낮아집니다. 암에서는 유의차가 나지 않았습니다. **5%이므로 소량입니다. 한끼 식사를 바꿀 필요도 없고 달걀을 두부나 낫토로 바꾸기만 해도 달성할 수 있는 사람이 많습니다. 이 정도만 해도 효과를 볼 수 있을 것입니다.**

이 연구에서는 식물성 단백질 중에서도 콩과 견과류 중 어느 것을 섭취했는지 비교했더니, 콩보다 견과류를 먹은 쪽의 사망률이 줄었습니다.

연구 내용을 보면 식물성 단백질 섭취가 많으면 식이섬유 섭취량이 늘어나고, 동물성 단백질 섭취가 많으면 식이

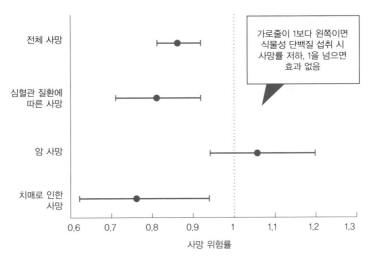

⑭5%의 단백질 섭취를
동물성에서 식물성으로 변경함에 따른
사망 위험률 변화

⑭Sun Y, Liu B, Snetselaar L, Wallace R, Shadyab A, Kroenke C, et al. Association of major dietary protein sources with all-cause and causespecific mortality: the Women's Health Initiative (FS03-08-19). Curr Dev Nutr. (2019) 3(Supplement_1):nzz046. doi: 10.1093/cdn/nzz046.FS03-08-19에서 인용, 일부 발췌, 수정

섬유 섭취량이 줄어드는 것을 알 수 있습니다. 견과류와 콩의 차이는 견과류는 나무 열매이고, 콩은 콩과 식물의 씨앗입니다. 대두나 팥은 콩이고, 땅콩은 보통 견과류라고 착각하지만 콩입니다. 호두나 아몬드가 견과류죠. 믹스너트에 들어 있어도 땅콩은 견과류가 아닙니다. 자이언트 콘(giant corn)은 견과류도 콩도 아니고 곡류의 일종입니다.

◉식생활의 차이로 인한 질병 발병률 비교

다음은 식생활 차이로 인한 질병의 발병률에 대해 살펴보겠습니다.

이 연구에서는 영국에서 18년간 다양한 식생활을 한 사람을 추적했습니다[50].

육류를 섭취하는 사람, 생선을 먹는 채식주의자, 채식주의자 3가지 패턴을 비교했습니다. 채식주의자에는 유제품이나 달걀을 섭취하는 사람도 포함됩니다.

급성 심근경색은 채식주의자의 경우 감소하고 있는 것처럼 보이지만 유의차가 없습니다.

생선을 먹는 채식주의자와 채식주의자의 경우 허혈성 심질환, 협심증이 유의하게 감소하고 있습니다. 그러나 채

(50)허혈성 심질환과 뇌졸중의 발병 위험도 (육식주의, 생선을 먹는 사람, 채식주의의 차이)

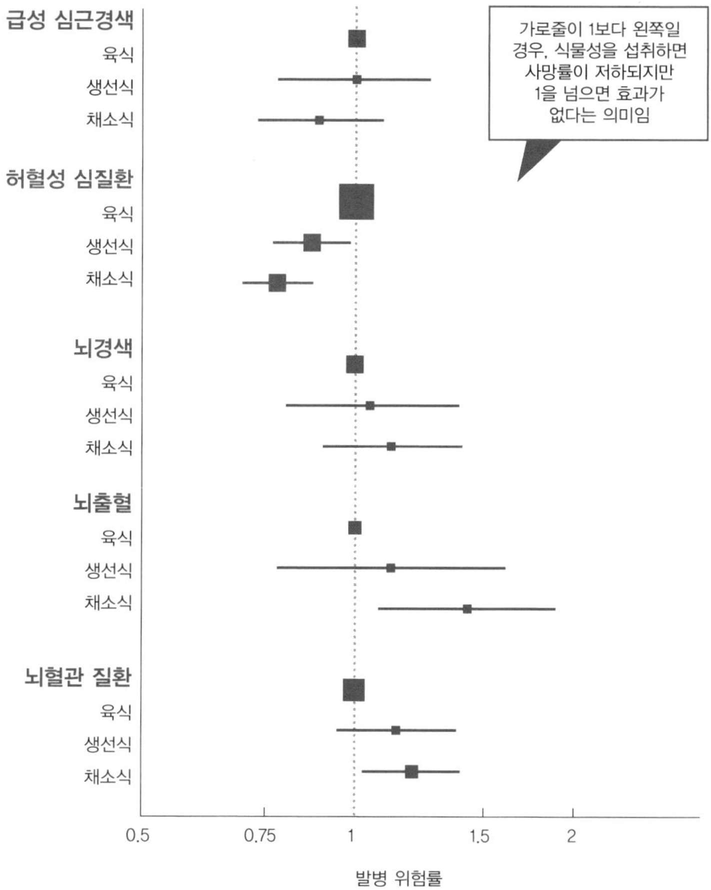

(50)Tammy Y N Tong et al. Risks of ischaemic heart disease and stroke in meat eaters, fish eaters, and vegetarians over 18 years of follow-up: results from the prospective EPIC-Oxford study.BMJ 2019;366:l4897l doi:10.1136 에서 인용하여 일부 발췌, 수정

식주의자의 경우 뇌경색이나 출혈성 뇌경색이 증가하고 있습니다.

특히 일본인에게는 뇌경색이 많아서 더이상 증가하면 안 되는데, 그 원인을 연구한 데이터를 살펴보겠습니다[51].

대만에서 채식주의자와 비채식주의자의 뇌졸중 발병률을 비교한 데이터가 있습니다. 이 데이터에서는 채식주의자의 경우 뇌경색과 뇌출혈 위험이 약 절반 정도 된다는 결과가 나왔습니다. 내역을 보면 뇌경색보다 뇌출혈이 채식주의자와 비채식주의자의 차이가 적습니다. 이는 비채식주의자와 비교하면 위험성이 낮지만 채식주의자는 뇌경색보다 '뇌출혈'을 일으키기 쉽다는 뜻입니다.

이전에 일본에서 많았던 뇌졸중은 세동맥이 동맥경화를 일으키는 것이 원인인 뇌출혈과 라쿠나 경색이었습니다. 원인은 고혈압과 비타민 B_{12} 부족 때문입니다.

대만에서 실시된 이 연구에서는 채식주의자 중 비타민 B_{12} 섭취량에 따라 분석했습니다. 그 결과, 비채식주의자에 비해 비타민 B_{12}의 섭취량이 적은 군에서는 차이가 없었으나, 비타민 B_{12}의 섭취량이 많은 군에서는 전체 채식주의보다 큰 차이가 있었고, 비채식주의자와 비교하면

⑤-1 코호트 연구 1, 2에서 뇌졸중 위험도와 채식주의 관계

코호트 1	위험도 비율(95% CI)
뇌졸중	0.51(0.25, 1.06)
뇌경색	0.26(0.08, 0.88)
코호트 2	**위험도 비율(95% CI)**
뇌졸중	0.52(0.33, 0.82)
뇌경색	0.41(0.19, 0.88)
뇌출혈	0.34(0.12, 1.00)

※비채식주의자를 1로 한 경우

⑤-2 비타민 B_{12} 섭취량 차이에 따른 뇌졸중 위험도, 채식주의자와 비채식주의자의 비율

	위험도 비율(95%, CI)	p 상호작용
비타민 B_{12} 권장량 (2.4μg／일)보다 많음	0.27(0.09, 0.83)	0.046
비타민 B_{12} 권장량 (2.4μg／일)보다 적음	0.99(0.38, 2.57)	──

⑤ Tina H.T. Chiu et al. Vegetarian diet and incidence of total, ischemic, and hemorrhagic stroke in 2 cohorts in Taiwan Neurology 2020;94;e1112-e1121 H.T에서 인용하고 일부 발췌, 수정

0.27배로 위험도가 떨어졌습니다.

결과적으로, 채식주의자는 비타민 B_{12}가 결핍되기 쉬운데, 그 결핍을 보충해 주면 뇌졸중의 위험을 더 낮출 수 있습니다.

비타민 B_{12}는 동물성 식품에 많고 식물성 식품에는 적기 때문에 채식주의자에게는 부족하기 쉽습니다. 그러나 일본의 전통 식재료인 김을 섭취하면 됩니다. 파래, 구운 김, 바위 김에 들어 있으며, 신선초에도 포함되어 있습니다. 또 뉴트리셔널 이스트(nutritional yeast. 사탕수수 등의 당밀로 발효시킨 효모)에도 비타민 B_{12}가 첨가되어 있습니다. 구운 김을 하루 1장 이상 먹으면 필요량을 섭취할 수 있습니다.

완전한 채식주의자가 아니면 조개류나 작은 생선에도 많이 들어 있으므로 섭취하면 되고, 김과 가다랑어포를 섭취해도 됩니다.

대만의 채식주의자와 영국의 채식주의자를 직접 비교할 수는 없지만, 대만의 연구에서는 채식주의자의 뇌졸중 발생률이 낮아지고 있습니다. 양쪽의 식사 내용을 비교해 보면, 유제품 섭취량은 영국 쪽이 더 많은 것이 눈에 띕니다. 또 영국의 채식주의자가 대만의 비채식주의자보다 단백질과 지질 섭취 비율이 많고, 채소와 과일 섭취량이 적습니다. 즉 대만은 전체적으로 영국과 비교해서 유제품이 적고 채소와 과일 섭취량이 많은 경향이 있습니다. 대만 채식주의자들은 동물성 단백질 섭취량이 적다는 이중 효과가 있어, 비타민 B_{12} 섭취량이 늘어나면 뇌졸중 발병을 더욱 감소시킬 수 있다는 것을 알 수 있습니다.

같은 채식주의자라도 사람에 따라 식사 방법이 다양합니다.

나는 미국과 필리핀의 '비건학회'에 몇 번 간 적이 있습니다. 그곳에서는 학회 기간 동안 식사가 제공됩니다. 물론 육류나 생선, 달걀, 유제품은 나오지 않으며, 채소와 과일, 콩, 곡물이 다양한 조리법으로 제공됩니다. 뷔페 스타일로 자신이 좋아하는 음식을 선택할 수 있었는데, 비건이라고 해도 다 똑같지는 않으며 다양한 사람이 있다는 걸 알았습니다. 생채소나 과일을 주로 먹는 사람, 콩이나 곡물을 많이 먹는 사람, 여러 가지를 조금씩 먹는 사람, 단것을 많이 먹는 사람과 먹지 않는 사람 등 다양했는데 이들을 똑같이 생각해서는 안 될 것입니다. **앞서 대만과 영국의 비교에서 알 수 있듯이 채소와 과일 그리고 식이섬유 섭취량이 많은 식사가 좋다고 생각합니다.**

극단적인 사례를 말하면은 팝콘, 감자 칩, 초콜릿, 캔주스처럼 정제된 식물성의 건강하지 않은 식사라도 채식주의자로 분류되기 때문입니다.

●정제된 식품이 나쁜 이유

정제 식품이라고 하면 사람들은 무엇을 떠올릴까요? 설탕이나 밀가루, 흰쌀을 생각하겠지만 기름도 정제 식품입니다.

정제 식품은 왜 나쁜 걸까요? 정제되면 가장 바깥층인 껍질의 색이 들어간 부위가 제거됩니다. 껍질에는 비타민과 미네랄, 항산화 물질이 풍부하게 들어 있습니다.

껍질을 제거하면 중요한 영양소도 제거됩니다. 곡물의 경우 정제한 뒤 남는 것은 주로 당분입니다. 당분은 몸에 들어가면 포도당으로 변해서 세포의 에너지원이 됩니다. 포도당이 에너지로 바뀔 때는 비타민과 미네랄이 필요합니다. 비타민과 미네랄이 없으면 포도당을 에너지로 잘 바꿀 수 없는데, 이들은 껍질의 색소 부분에 들어 있습니다. 그런데 정제할 때 제거되는 것이 이 비타민과 미네랄입니다. 그 결과 포도당이 제대로 대사를 하지 못하게 되죠.

비타민과 미네랄은 에너지 대사 외 다른 용도로도 사

❺❷ 채식 중심의 식사법과 프로 채식주의 식사법의 심혈관 질환 발생률과 심혈관 질환 사망, 전체 사망 위험률의 변화

	위험도 비율(95%, CI)					
	심혈관 질환 발생 수	유의확률	심혈관 질환 사망	유의확률	전체 사망	유의확률
채식 중심의 식사법에 따른 점수 분류						
건강한 채식	**1.01** (0.91 , 1.13)	0.75	**0.96** (0.81 , 1.14)	0.38	**0.90** (0.82 , 0.99)	0.09
건강하지 않은 채식	**1.00** (0.90 , 1.11)	0.85	**1.08** (0.91 , 1.29)	0.42	**0.97** (0.88 , 1.06)	0.30
육식	**1.14** (1.04 , 1.27)	<0.001	**1.30** (1.10 , 1.54)	<0.001	**1.12** (1.02 , 1.23)	0.001
프로 채식주의의 식사법에 따른 점수 분류						
채식	**0.95** (0.86 , 1.05)	0.05	**0.85** (0.71´1.00)	0.009	**0.87** (0.79 , 0.96)	<0.001
육식	**1.15** (1.04 , 1.26)	<0.001	**1.27** (1.08 , 1.49)	0.002	**1.12** (1.03 , 1.23)	0.007

❺❷ Kim H, Caulfield LE, Garcia-Larsen V, Steffen LM, Coresh J, Rebholz CM. Plant-Based Diets Are Associated With a Lower Risk of Incident Cardiovascular Disease, Cardiovascular Disease Mortality, and All-Cause Mortality in a General Population of Middle-Aged Adults. J Am Heart Assoc. 2019 Aug 20;8(16):e012865. doi: 10.1161 / JAHA.119.012865. Epub 2019 Aug 7. PMID: 31387433; PMCID: PMC6759882. 에서 인용하여 일부 발췌, 수정

용되므로 정제 식품을 너무 많이 섭취하면 에너지 대사를 하는 데만 몸속의 미네랄과 비타민을 전부 소비해 버리게 됩니다. 그 결과 신체에 미네랄과 비타민이 부족하게 되며 이것이 건강하지 못한 몸 상태의 원인이 됩니다. 흔히 말하는 정크 푸드는 정제되지 않은 상태로 먹으면 비타민이나 미네랄이 풍부한데 껍질을 제거하기 때문에 정크(junk), 즉 쓰레기가 되는 것입니다. **매일 정크 푸드인 스낵 과자만 먹어도 채식주의자가 될 수 있고, 채소와 정제되지 않은 콩과 곡물을 먹어도 채식주의자가 됩니다. 이 둘 사이에는 큰 차이가 있다는 것은 이해했으리라 생각합니다.**

●건강한 채식주의자와 건강하지 않은 채식주의자

다음은 채식주의자 분류에 따른 연구를 소개하겠습니다. 같은 채식주의자라도 건강한 음식을 얼마나 먹는지, 반대로 건강에 나쁜 음식을 얼마나 먹는지, 채식주의 경향이 얼마나 강한지에 따라 분류한 연구입니다[52].

완전 채식주의자에 대한 연구는 아니지만, 다음과 같은 내용으로 점수가 부여되었습니다.

- 건강한 채식주의는 비정제 곡물과 과일, 견과류와 콩이 많고 차나 커피를 마신다
- 건강하지 않은 채식주의는 정제된 곡물과 과자, 디저트, 과일주스, 설탕이 든 음료 등이 늘었다.

동물성 단백질인 육류, 닭, 생선, 유제품, 달걀, 기타 해산물이 모두 증가하면 채식주의에서 멀어집니다. 결과적으로 육식을 하면 모든 위험도가 높아집니다.

◉건강하지 않은 채식주의는 의미가 없다

이 연구에서는 건강한 정도가 높은 채식주의가 심혈관 질환으로 인한 사망률과 총사망률이 내려가고, 건강하지 않은 채식주의의 경우 별로 변화가 없습니다.

채식주의 요소가 더 높은 프로 채식주의 집단에서는 사망뿐만 아니라 심혈관 질환 발병률도 내려갑니다.

식물성 단백질을 많이 섭취하는 사람과 동물성 단백질을 많이 섭취하는 사람을 비교해 보면, 동물성 단백질 섭취를 하루에 2가지를 늘리기만 해도 총사망 위험률이 약 10% 올라가고, 반대로 식물성 식품을 하루에 2가지를 늘리기만 해도 총사망 위험률이 약

10% 내려갑니다. 이 정도의 효과라면 조금만 조심하면 되지 않을까요?

고혈압의 경우에도 건강하지 않은 채식주의 요소가 많으면 올라가고, 반대로 건강한 요소가 많으면 내려갑니다.

공통점은 동물성 단백질 섭취량이 늘어나면 심혈관 질환과 총사망률 모두 올라가고, 단지 동물성 단백질을 줄이기만 해서는 심혈관 질환과 총사망률 모두 내려가지 않는다는 점입니다.

이 연구가 앞서 소개한 연구와 다른 점은 견과류와 콩이 차이가 없다는 것입니다.

앞서 영국과 대만의 연구 결과에서 나온 것처럼 같은 채식주의자라도 차이가 난다는 것, 그리고 이 연구에서는 육식을 완전히 끊지 않아도 효과가 나타난다는 것을 알 수 있습니다. 위험률을 낮추는 방법을 보면 대만의 육류와 생선을 먹지 않은 경우가 혈압이 더 떨어지기 때문에 효과가 있다고 생각합니다.

단적으로 동물성 단백질을 줄이면서 가공하지 않은 과일이나 채소를 조리해서 먹으면 혈압도 사망률도 떨어집니다.

"이제 와서 해 봐야 늦었어"라고 생각할 수도 있겠지만 언제 시작해도 늦지는 않습니다.

(53)-1 허혈성 심질환으로 인한 채식주의자와 비채식주의자의 사망자 수 비교(연령별)

사망 시 연령	사망자 수 비교
<65	0.55(0.35-0.85)
65-79	0.69(0.53-0.90)
80-89	0.92(0.73-1.16)

※비채식주의자를 1로 한 경우

(53)-2 허혈성 심질환 중 채식 기간에 따른 사망률 변화

식이요법 지속시간	사망자 수 비교
비채식주의	1.00(reference group)
채식주의 5년 이하	1.20(0.90-1.61)
채식주의 5년 이상	0.74(0.60, 0.90)

(53)TJ Key et al. Mortality in vegetarians and non-vegetarians:a collaborative analysis of 8300 deaths among 76,000 men and women in five prospective studies public Health Nutrition: l(l), 33-41에서 인용하여 일부 발췌, 수정

조금 오래된 연구이지만 미국과 영국, 독일에서 채식주의자들의 심혈관 질환으로 사망했는지 여부에 대한 연구를 소개합니다.

채식주의를 5년 이상 계속한 사람은 채식주의가 아닌 사람에 비해 심혈관 질환으로 사망하는 비율이 74%로 유의하게 내려갑니다. 5년 미만인 경우에는 유의차가 없습니다. 그러나 5년 이상인 경우, 내 임상 경험으로는 단식요법과 식물성 위주의 식사를 하면 관상동맥의 동맥경화가 약 6개월 만에 개선된 사람을 보았습니다. 단지 채식주의를 하는 것이 아니라 자신에게 맞는 방법으로 식사를 하면 단기간에 좋은 결과를 얻을 수 있습니다. 또 서양인과 비교해 보면 일반적으로 생선을 먹을 기회가 많은 동양인이 오메가3를 자주 섭취하고 포화지방산 섭취량이 적기 때문에 효과가 쉽게 나타난다고 생각합니다.

연령별로는 80세까지는 내려가지만 80세 이상에서는 내려가지 않습니다.

채식주의자이면서 생선을 먹는 사람, 드물게 육류를 먹는 사람, 1주일에 한 번 이상 육류를 먹는 사람 3종류의 식사를 비교해 보면 생선을 먹는 사람과 드물게 육류를 먹는 사람이 사망률이 낮습니다. 하지만 완전한 채식주의만큼 은 내려가지 않았습니다. 앞서 채식주의의 경향과 건강한 채식주의인지 여부에 대한 연구를 비교해 보면 사망 위험 률이 많이 내려간 경우는 육류나 생선을 전혀 먹지 않았기 때문일 것입니다.

결과적으로 80세까지는 효과가 있다고 하는데, 이 나라 들의 연구가 이루어지던 시대와 지금의 일본은 상황이 다 릅니다. 실제로는 80세 이후에도 신체 상태를 고려해서 실 시하면 효과가 있습니다[53]. 동맥경화는 식이요법으로 개 선할 수 있는 것으로 밝혀졌습니다.

◉체내 염증을 막는 식사

혈관 내피에 염증이 생기면 동맥경화를 일으키기 쉽습 니다.

고감도 CRP 검사는 미세한 염증 반응까지 검출할 수 있는 검사입니다. 이 수치가 높으면 동맥경화를 일으키기 쉽습니다[54].

염증이란 대체 뭘까요? 눈에 보이는 염증은 예를 들어 모기에게 물렸을 때입니다. 빨갛게 붓고 가려우면서 열이 조금 나죠. 이렇게 빨갛게 부어오르고 열감과 통증이 있는 것이 염증입니다. 염증은 눈에 보이지 않는 몸속에서도 일어납니다. 감기에 걸려서 목이 아픈 것도 편도선에 염증이 생겼기 때문입니다. 경우에 따라서는 상처가 쉽게 낫거나 오랫동안 통증이 계속되기도 하지만 원인 중 하나는 염증이 가라앉은 것이 이유입니다.

염증을 줄이기 위해서 필요한 것은 무엇일까요? 대부분의 잎 채소와 과일에는 항염증 물질이 많이 들어 있기 때문에 이런 식품들을 많이 섭취하는 것이 중요합니다.

반대로 염증을 유발하는 음식도 있습니다. 설탕과 과당, 포도당 액당, 정제된 탄수화물, 가공육, 식물성 기름의 대부분, 동물성 단백질, 정제된 곡물(특히 밀)입니다. 이런 종류들을 과식하면 동맥경화의 원인이 됩니다.

동물성 단백질의 섭취량을 줄이고 채소를 많이 섭취하면 동맥경화의 결과인 심근경색이나 뇌경색이 줄어듭니다. 특히 같은 채식주의자라도 대만과 영국의 연구를 비교해 보면 대만 쪽이 질병이 적었던 이유가 바로 그 때문입니다. 영국의 채식주의보다 대만의 비채식주의가 채소와 과일을 더 많이 먹는다는 뜻입니다.

약초나 허브에도 항염증 작용을 하는 것이 많습니다.

채소를 많이 먹으면 좋은 효과가 있다는 점이 데이터로
증명되고 있습니다.

⊙저염은 일반적으로 알려진 것보다 의미가 없다

흔히 저염을 많이 강조하는데, 일반적인 저염으로 혈압
이 떨어지는 경우는 전체의 20~30%에 불과합니다.

**저염은 일반적으로 알려진 것만큼 혈압을 내리는 효과가 없습
니다. 또한 극단적인 저염을 하는 것보다는 사용하는 양질 소금으
로 바꿔 보는 것도 중요한 방법이 됩니다.** 그 이유를 살펴보겠
습니다.

현재 일반적으로 가장 많이 사용하는 소금은 정제염
으로 불리는 염화나트륨입니다. 식탁염은 염화나트륨이
99% 이상인 소금입니다. Na는 나트륨, Cl은 염소를 뜻하
는 원소 기호인데, 이들이 결합해서 생기는 NaCl이 염화
나트륨입니다. 이것을 오늘날에는 소금이라고 하는데 일본
전매공사에서 소금을 취급하기 전까지는 소금은 해염(바닷
물로 만든 소금)과 암염(지각변동으로 땅속으로 들어간 바
닷물이 마그마의 고열을 받아 수분이 증발하면서 암석처럼
딱딱하게 굳은 소금으로 채취한 것)이 전부였습니다.

나트륨(Na)은 혈관 수축 작용과 교감신경을 자극하므로 혈압을 상승시킵니다. 소금 때문에 혈압이 오른다고 하면 나트륨이 문제라고 하는데 염소(Cl)도 교감신경을 자극해서 혈압을 올리는 작용을 합니다.

그러나 원래 사용되던 천연염에는 마그네슘이나 칼슘, 유황, 칼륨 등 혈압을 낮추는 작용을 하는 다양한 미네랄이 약 10% 정도 들어 있습니다. 본래의 소금은 혈압을 올리지 않는다고 합니다. 실제로 천연 소금을 섭취하면 혈압이 떨어지기도 합니다.

소금을 섭취하는 것이 좋은지 여부는 체질에 따라 다르지만, 일본은 오랫동안 소금을 많이 섭취하는 생활을 해 왔습니다. 대부분의 사람은 소금을 너무 적게 먹으면 오히려 몸에 좋지 않습니다. 일반적으로 소금 섭취량을 1g 줄이면 혈압이 1mmHg 떨어집니다. 일본인은 평균 10g을 섭취하는데 기본 섭취량인 6g만 섭취하면 4g을 감량하는 것이므로 4mmHg가 내려갑니다. 생각보다는 별로 떨어지지 않는다고 생각할 거예요. 예전에 일본인들은 염분을 평균 17g, 사람에 따라서는 20g 이상 섭취한 경우도 있고 지역별로 더 많이 섭취한 곳도 있습니다. 이 정도 양이면 너무 많이 섭취하는 것 같은데 **베트남에서 진행된 연구 자료에서 염분을 5g 미만에서 15g**

㉝ 1일 염분 섭취량과 건강수명의 관계

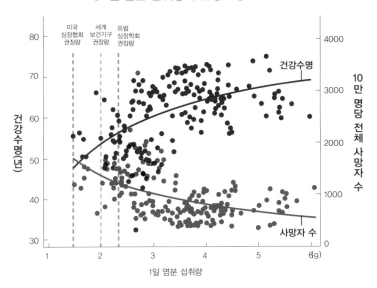

㉝ F.H. Messerli et al. Sodium intake, life expectancy, and all-cause mortality European Heart Journal (2021) 42, 2103 – 2112에서 인용하여 일부 수정

이상까지 섭취하는 사람을 염분 섭취량별로 혈압에 나타나는 차이를 살펴본 결과, 염분 섭취량에 따른 혈압의 차이는 없는 것으로 나타납니다[55].

일본에서 실시한 연구에서는 남성의 경우 하루에 평균 8.7g의 염분을 섭취한 사람과 평균 23.5g 섭취한 사람의 혈압 차이는 수축기 혈압(상위 수치)에서 4.3mmHg이었습니다.

여성은 평균 7.6g의 염분을 매일 섭취하는 사람과 평균 20.2g을 섭취하는 사람의 혈압에 차이는 없었습니다[56].

앞서 나왔던 염분 1g에 1mmHg의 차이가 난다는 것과 모순되는 결과입니다. 이 연구에서 염분 섭취가 많은 사람은 채소나 과일, 콩류, 해산물 섭취가 많았고 염분 섭취가 적을 경우 육류나 유제품 섭취가 많은 식생활을 하는 경향이 있었습니다. 또 미국에서 시행한 연구에서는 나트륨 섭취량이 아니라 칼륨이나 마그네슘 섭취량이 높은 것이 심혈관계 질병을 줄인다고 하는데,[57] 이 영양소는 채소와 과일, 콩류에 많습니다.

이러한 연구를 통해 저염보다 식습관이 중요하다는 것을 알 수 있습니다. 고혈압 예방을 위해 염분을 제한한 사람과 제한하지 않은 사람을 20년간 추적한 연구에서는 총사망률에 유의한 차이가 없었습니다.

또 염분 섭취가 적으면 건강수명이 단축된다는 데이터도 나와 있습니다[58].

이 내용을 정리하면 질 좋은 천연염을 적당량 섭취하고, 적극적인 저염보다는 칼륨과 마그네슘, 식이섬유를 많이 함유한 채소와 과일 섭취가 고혈압 대책에 더 효과적입니다. 미네랄이 함유된 천연염은 슈퍼마켓에서 쉽게 구할 수 있으니 염화나트륨 함유율 90% 정도를 기준으로 섭취하기를 권합니다.

●심호흡 효과

다소 특이한 경우입니다만 심호흡으로도 혈압이 내려갑니다.

치료 저항성 고혈압(여러 종류의 약을 사용해도 혈압이 떨어지지 않는 경우를 말함) 환자를 대상으로 한 연구에서 정기적으로 심호흡을 했더니 혈압이 내려갔다는 결과가 나왔습니다[59]. 이 연구에서는 장치를 사용한 호흡법을 실시했지만, 바빠서 운동할 시간이 없다는 사람도 심호흡이라면 지금 곧바로 시작할 수 있습니다. 숨을 들이마시거나 내쉬는 것은 폐의 기능입니다. 사람이 제어할 수 있는 몇 안 되는 장기에 폐가 속합니다. 심장박동수를 조절하거나, 간장의 기능을 촉진 또는 저하시키거나, 위(胃)의 기능을 작동시키거나 멈추게 할 수는 없지만 폐는 제어가 가능합니다.

호흡이라는 폐의 기능을 조절하면 다른 장기에도 영향을 미칠 수 있습니다. 폐의 기능을 향상시키면 자율신경의 영향으로 신장의 기능도 좋아집니다.

신장은 혈압을 조절하는 중요한 역할을 하기 때문에 혈압이 내려가는 것입니다.

또 심장의 작동은 폐의 기능과도 관련이 있습니다. 숨을 크게 들이마시면 심장으로 돌아오는 혈액의 양이 증가합니다. 숨을 내쉴 때는 줄어듭니다. 이 주기가 자율신경의 작동에 영향을 줍니다. 자율신경에는 교감신경과 부교감신경이 있는데, 교감신경은 긴장할 때 작용이 강해져서 혈압이 올라갑니다.

반대로 부교감신경은 편안할 때 작용해서 혈압을 낮춰줍니다. 흔히 긴장하면 심호흡을 하라고 하죠. 그 이유는 심호흡함으로써 부교감신경을 자극하여 긴장을 풀도록 하기 위해서입니다. 그러면 동시에 혈압도 내려가고 결과적으로 신장을 보호합니다. 이보다 더 쉽게 혈압을 낮추는 방법이 또 있을까요?

(60)수분 섭취에 따른 혈압과 체온의 변화

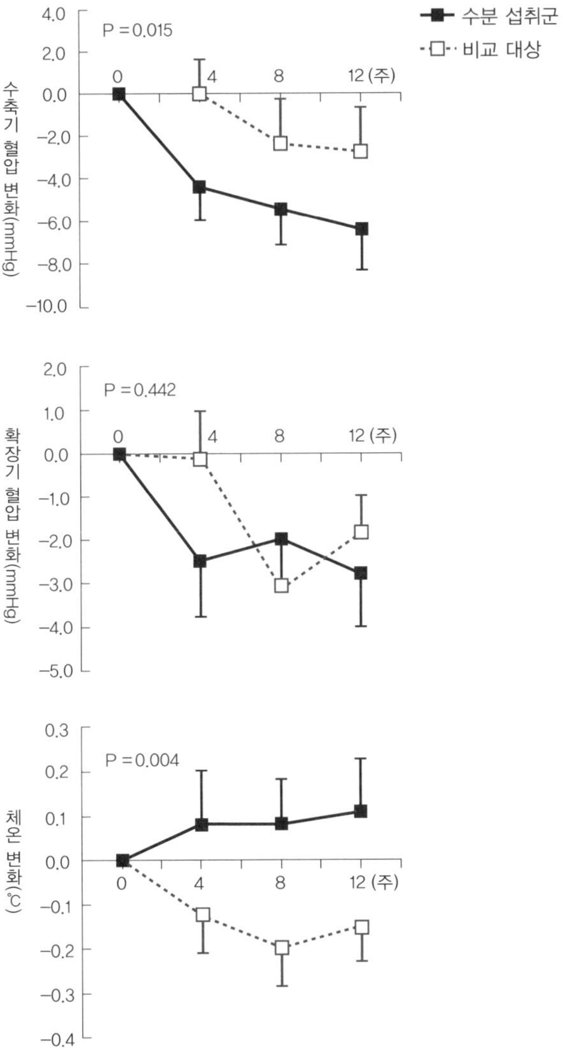

(60)Yumi Nakamura et al. Effect of Increased Daily Water Intake and Hydration on Health in Japanese Adults Nutrients 2020, 12, 1191에서 인용하여 일부 발췌, 수정

◉물의 효과

물을 마시는 방법도 효과적입니다. 현대의 많은 사람이 탈수 증상을 겪고 있습니다. 물을 잠자기 전과 후에 각 200㎖씩만 마셔도 혈압이 내려간다는 연구가 있습니다. 물만 마셔도 혈압이 내려간다니 이상하다고 생각하겠지만, 이 연구에서 말하는 것은 분명히 차도 커피도 아닌 물입니다. 차나 커피는 이뇨 작용이 있기 때문에 소변의 양이 증가합니다. 그러면 수분을 섭취했어도 몸속에 물이 남아 있지 않게 되죠. 차가운 물보다는 미지근한 물이 좋습니다. 커피, 홍차, 허브차보다 혈압을 낮추는 효과가 있는 것은 물입니다[60].

◉고혈압은 유전의 영향이 적다

지금까지 혈압을 낮추는 다양한 방법과 동맥경화를 예방하는 방법에 대해 소개했습니다.

'고혈압은 유전이다'라는 말을 믿고 포기하는 사람이 많습니다. 부모의 혈압이 높았다거나 부모도 심근경색이나 뇌경색이었다면서 말입니다. 유전적 요소가 작용하는 것은 분명하지만 그 영향은 그다지 크지 않습니다.

유전자의 유전 기능을 바꿈으로써 유전자를 바꾸는 후생유전학(epigenetics)이라는 것이 있습니다. 유전자는 단백질을 만드는 유전 정보를 담고 있는데, 이 화학물질을 DNA(유전자의 본체)라고 합니다. 유전 정보의 사용 여부는 그 유전자가 들어 있는 세포의 환경에 따라 결정된다는 것이 후생유전학입니다.

예를 들어, 유전자를 레코드나 CD라고 합시다. 곡은 유전자 정보입니다. 곡을 듣기 위해서는 그 곡을 골라 재생해야 하죠. 아무리 듣고 싶은 곡이 있어도 레코드나 CD만으로는 들을 수 없고 재생기기를 준비해서 작동시켜야 합니다. 여기서 재생기기란 몸속 환경입니다.

사람의 유전자는 모든 세포에 공통된 것입니다. 피부 세포도 눈 세포도 신경 세포도 같은 정보가 기록되어 있는데 거기서 필요한 정보만 꺼내야 합니다. 모든 곡을 틀거나 무작위로 재생하면 안 되겠죠. 신경에 눈의 구성 성분인 루테인이 생기거나 피부에서 위산이 나오면 곤란해집니다.

즉 **신체에 바람직하지 않은 유전자가 재생되지 않도록 하고, 반대로 신체에 바람직한 유전자가 재생될 수 있게 몸속 환경을 만들어 줌으로써 유전자 기능(발현)을 바꿀 수 있다는 것이 후생유**

전학입니다. 생활 습관 개선으로 유전자의 기능을 바꿀 수 있으므로 '유전 때문에'라는 이유로 포기할 필요는 없습니다.

◉유전적 위험(영향)이 적다는 근거

그러면 실제로 유전자는 어느 정도 영향을 미치는지 살펴보겠습니다.

유전적 위험이 높은 사람과 낮은 사람을 생활 습관 상황에 따라 구분해서 약 19년간 관찰했습니다. 어느 정도 심근경색을 일으켰는지, 어느 정도 석회화(동맥경화)를 일으켰는지 3개의 연구를 포함한 논문입니다.

유전적 위험은 유전자 변이가 있는지를 조사해서 결정합니다. 즉, 동맥경화를 일으키기 쉬운 유전자가 어느 정도 있느냐 하는 것입니다[61].

실제로 유전적 위험성이 높은 사람이 낮은 사람에 비해 심혈관 질환을 일으키는 비율이 확실하게 높다는 것을 알 수 있습니다. 하지만 **유전적 위험성이 높다고 해도 좋은 생활 습관으로 바꾸면 위험성이 낮고 나쁜 생활 습관을 지닌 사람보다 발병률이 낮습니다. 생활 습관이 유전의 영향을 뛰어넘는다는 뜻이죠.**

�61 생활 습관 및 유전적 위험별 10년간 심혈관 질환 발생률

■ 바람직한 생활 습관 ■ 중간 ■ 바람직하지 않은 생활 습관

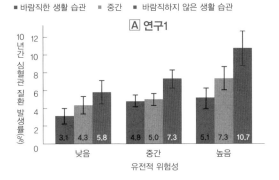

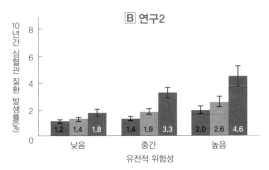

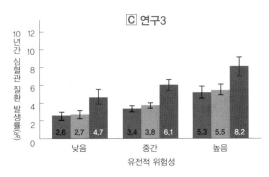

�61 Khera AV, Emdin CA, Drake I, Natarajan P, Bick AG, Cook NR, et al. Genetic risk, adherence to a healthy lifestyle, and coronary disease. N Engl J Med. 2016;375(24):2349–2358. doi:10.1056/NEJMoa1605086.에서 인용하여 일부 발췌, 수정

유전적 위험을 제거할 수는 없지만, 생활 습관은 바꿀 수 있으니 유전적 위험성을 극복할 수 있습니다.

그러면 좋은 생활 습관이란 무엇일까요? 이 연구에서는 담배 피우지 않기, BMI 30 이하로 유지하기, 주 1회 30분 이상의 빠른 걸음으로 걷기, 좋은 식생활을 하기, 알코올을 적당량 섭취하기가 좋은 생활 습관입니다. 좋은 식생활이란 채소와 과일, 정제되지 않은 곡물, 생선, 저지방 유제품을 늘리고 정제된 곡물과 육류, 달콤한 주스, 트랜스지방산을 줄이는 것입니다. 트랜스지방산에 대해서는 뒤에서 설명하겠지만 식생활에서 모든 기준을 지킬 필요는 없고 절반 이상만 지키면 됩니다.

운동과 식사는 대체로 기준이 쉬운 편이라고 생각합니다. 앞서 언급한 채식주의 기준에 비하면 분명히 다르죠. 각각의 위험률의 저하를 살펴보면, 금연하면 0.56배, BMI 30 이하면 0.66배, 운동하면 0.88배, 식생활을 개선하면 0.91배로 저하된다고 나옵니다. 1주일에 1회 하는 운동, 기준이 쉬운 식사법으로 10% 정도 줄이는 것은 생활 습관 개선이 얼마나 중요한지를 증명해 줍니다.

이 연구에서 생활 습관이 가장 바람직한 것은 4개 중 3개 이상할 수 있는 사람, 중간은 2개, 바람직하지 않은 것은 하나 또는 전혀 하지 않은 것입니다.

담배도 피지 않고 비만도 아닌 사람은 1주일에 1회만 운동해도 3개를 성취한 것입니다. 유전적 요인이 높았던 사람이라도 낮은 사람과 비슷한 정도로 위험성을 줄일 수 있습니다.

이 연구에서는 유전적 위험성별로 생활 습관의 바람직한 정도를 더욱 세분화한 분석도 있습니다. 그 결과를 보면 유전적 위험성이 높은 사람이 앞서 말한 좋은 생활 습관 3가지를 지키면, 유전적 위험성이 낮은 사람이 좋은 생활 습관을 아무것도 지키지 않는 사람과 같은 정도의 위험성이 있습니다. 이것을 유전적 위험성이 낮은 사람이 부럽다고 생각해야 할지, 유전적 위험성을 생활 습관으로 바꿀 수 있다고 생각해야 할지는 개인 성격에 따라 다르겠죠. 생활 습관 개선에 따라 위험성이 감소되는 정도는 유전적 위험성이 높은 사람이 감소되는 폭이 더 크므로 보람을 느낄 수도 있습니다.

결과적으로 유전적 요인이 높아도 생활 습관의 개선으로 효과를 기대할 수 있고, 그로 인해 위험성이 절반 이상 줄어든다는 것을 알 수 있습니다.

또 금연이 위험성을 가장 낮춘다는 사실이 이 연구에서 인정되었습니다.

◉생활 습관과 심혈관 질환에 대한 연구

나음으로 항목이 좀더 많은 연구에 따르면 생활 습관 개선으로 심혈관 질환이 62% 감소했습니다. 남성에 대한 연구입니다❷.

담배 피우지 않기, BMI 25 이하로 맞추기, 운동 습관이 1주일에 6시간 대비 그 이하, 식습관 경향, 알코올 1일 섭취량, 이렇게 총 5가지 항목으로 분류했습니다. 이전보다 더 상세한 분류입니다.

담배는 평생 피운 적이 없으면 가장 좋지만, 금연하면 현재 피우는 사람보다 위험성이 절반 정도로 줄어듭니다.

BMI 25는 앞에 나온 30보다 엄격한 수치이지만, 25 미만과 그 이상에서는 위험률이 0.7배 정도가 됩니다.

운동을 살펴보면 1주일에 3.5~6시간이 위험성이 가장 낮고 3.5시간 이상의 운동은 3.5시간 미만에 비해 위험성이 70% 정도가 됩니다. 식사는 다이어트 점수로 42.4점 이상이면 미만에 비해 위험성이 0.75배로 줄어듭니다.

알코올 섭취량은 5g에서 30g 사이인 경우가 위험성이 가장 낮습니다. 5g은 맥주 1잔, 30g은 일본술(사케) 2홉 반 정도입니다. 알코올의 대사 능력은 개인차가 있어 사람

❻❷-1 건강한 라이프 스타일 점수

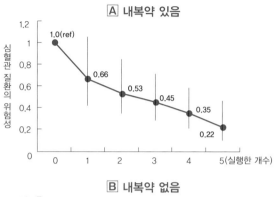

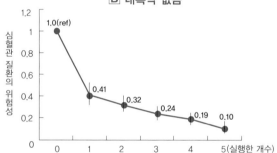

❻❷-2 라이프 스타일 변화가 심혈관 질환의 위험성에 미치는 영향

바람직한 라이프 스타일	발병 수 비율
2개 감소	1.48(1.15–1.88)
1개 감소	1.01(0.97–1.28)
변화 없음	1.00(ref)
1개 증가	0.91(0.79–1.05)
2개 증가	0.73(0.57–0.93)
추세 통계	<0.0001

❻❷Chiuve S.E., Mccullough M.L., Sacks F.M., Rimm E.B. Healthy Lifestyle Factors in the Primary Prevention of Coronary Heart Disease Among Men. Circulation. 2006;114:160 –167. doi:10.1161/ CIRCULATIONAHA.106.621417.에서 인용하여 일부 발췌, 수정

마다 다를 수 있지만, 이 정도의 양이면 위험성이 그 이상의 양에 비해 0.77배가 됩니다. 술꾼에게는 반가운 소리겠죠. 5g 이하에서는 유의차가 있지만, 30g 이하에서는 유의차가 없습니다. 체질에 따라 다르지만, 술을 마실 수 있는 사람이라면 적당량의 음주는 좋은 영향을 주는 것 같습니다. 하지만 안타깝게도 많은 사람이 술에 강하지 않습니다. 적당량의 술을 계속 마시면 혈압이 내려갈지는 몰라도 다른 질병이 발생하게 됩니다. 알코올 대사 과정에서 나오는 아세트알데히드가 혈압을 상승시키는 작용을 하기 때문입니다.

알코올의 영향으로 간 기능 장애가 발생하면 비록 혈압이 내려간다고 해도 더 무서운 상황이 됩니다. 혈압을 낮추기 위해 알코올을 과다 섭취하는 것은 오히려 나쁜 상황이 되므로 조심해야 합니다.

식사는 1회에,

• 트랜스지방산 섭취량이 총열량의 4% 이상~0.5% 이하에서, 4% 이상이면 0점, 0.5% 이하면 10점

• 지질 중 혈압을 낮춰 주는 다가불포화지방산(多價不飽和脂肪酸)의 비율이 0.1~1%에서, 0.1% 이하이면 0점,

1%이면 10점

• 고기(생선과 닭)의 비율이 0~4%에서, 0%이면 0점, 4% 이상이면 10점, 채식주의자는 10점

• 과일을 먹은 양이 0~4접시에서, 0접시이면 0점, 4접시 이상이면 10점

• 채소를 먹은 양이 0~5접시에서, 0접시이면 0점, 5접시 이상이면 10점

• 곡물의 식이섬유가 0~15g에서, 0g이면 0점, 15g 이상이면 10점

• 식물성 단백질의 양이 0~1접시 이상에서, 0접시이면 0점, 1접시 이상이면 10점

• 멀티 미네랄 비타민을 5년 이상 먹고 있으며 과체중이 아니면 7.5점, 과체중이면 2.5점

최저 2.5점, 최고 77.5점입니다. 이 득점을 42.4점을 기준으로 이상과 이하를 비교했을 때 이상일 경우 위험성이 0.75배가 됩니다.

최저점 2.5점은 채소도 과일도 먹지 않고 흰 빵과 고기만 먹고 트랜스지방산이 많은 패스트푸드를 먹는 생활을

계속했을 것입니다.

육류가 적은 식사를 하면 50점 이상의 점수를 받기는 그다지 어렵지 않습니다.

1. 매끼 식사에 가능한 한 채소와 과일을 먹는다.

2. 낫토나 두부를 먹는다.

3. 육류를 먹지 않고 하루에 한 번 생선을 먹는다.

4. 고구마나 메밀국수를 먹는다.

5. 트랜스지방산이 들어 있는 빵이나 과자, 패스트푸드를 먹지
   않는다.

이 5가지 바람직한 생활 습관을 유지하면 아무것도 하지 않는 사람에 비해 심혈관 질환 위험률이 0.1~0.22배로 낮아집니다. 그리고 약을 먹고 있는 사람과 먹지 않은 사람을 비교하면 먹지 않는 사람은 저하율이 절반이 됩니다. 약을 안 먹는 것이 위험성이 낮아지므로 생활 습관이 같다면 약을 먹지 않는 편이 좋습니다.

담배는 최대한 끊어야 합니다. 금연으로 살이 찌는 게 두려운 사람도 있겠지만 바람직한 식습관을 유지하면 체중은 내려갑니다. 술을 마시고 싶은 사람은 적당량은 마셔도 되고 운동은 하루에 30분 정도 빠른 걸음으로 걷도록 합니다.

별로 어려운 일도 아니고 돈도 들지 않습니다.

이 연구에서는 반대로 생활 습관이 나빠지면 어떻게 되는지도 조사했습니다. 결과적으로 5가지 바람직한 생활 습관 중 2가지가 빠지면 심혈관 질환의 위험성이 1.48배가 됩니다.

●위험한 트랜스지방산

앞서 언급했듯이 트랜스지방산은 몸에 좋지 않습니다. 트랜스지방산은 시스형(cis) 이중 결합이 트랜스형(trans)으로 바뀌어 버린 지방산입니다. 기름에서 200도 이상으로 조리하면 식물성 식품이든 동물성 식품이든 트랜스지방산이 생깁니다. 이는 고온이 될수록 트랜스지방산으로 변하는 비율이 높아집니다. 소 같은 반추동물의 소화관 내에서 만들어지는 천연 트랜스지방산도 있습니다.

이처럼 천연 트랜스지방산도 있지만, 특히 문제가 되는 것은 식물성 지방을 인공적으로 처리할 때 만들어지는 트랜스지방산입니다. 이는 다양한 이름으로 사용되고 있습니다.

예를 들면 마가린, 쇼트닝, 유지 스프레드 등은 모두 트랜스지방산입니다. 대부분의 빵과 양과자에 들어 있고, 튀김이나 컵라면에도 들어 있는데, 이를 사용하면 식감이 좋아진다고 합니다. 나는 지역 명물인 '난부 센베이'에도 트랜스지방산이 사용된 제품이 있다는 사실을 알고 적잖이 충격을 받았습니다.

인공적으로 만들어진 트랜스지방산이 최근 동맥경화의 원인이 된다고 하여 해외에서는 북아메리카와 유럽을 중심으로 규제하는 나라가 늘어나고 있습니다. 미국에서는 맥도날드가 트랜스지방산을 사용한 제품을 판매해 심근경색을 일으켰다는 이유로 소송을 당했다가 패한 이야기가 유명합니다.

그 외에 트랜스지방산은 당뇨병, 알레르기, 염증, 혈관 내피 장애를 비롯해서 만성적인 통증에도 관련이 있다고 합니다[63]. 또 **트랜스지방산 섭취량이 많을수록 사망률이 높아진다는 데이터도 나와 있습니다**[64].

우리도 트랜스지방산을 사용하지 않는 회사가 조금씩 나오고 있기는 하지만 아직 멀었습니다. 트랜스지방산 규제를 하지 않는 이유가 평균 섭취량이 구미 다른 나라들에 비하면 낮은 편이고 건강 문제가 발생하지 않는다고 후생노동성이 언급했기 때문인데, 이것은 어디까지나 평균 수치일 뿐입니다. 트랜스지방산이 해롭다는 점을 알기 때문에 먹지 않는 사람도 있고, 그런 음식을 좋아해서 많이 먹는 사람도 있습니다. 해롭다는 사실을 모르고 섭취하는 사람이 상당히 많습니다. 평균 섭취량만 보고 우리에게는 영향을 미치지 않는다고 판단하는 것은 다소 문제가 있지 않을까요? 앞서 염분 섭취량에서 평균과 많이 섭취하는 사람 사이에 큰 차이가 있었던 것이 좋은 예입니다.

고온에서 조리하면 트랜스지방산이 생기므로 튀김을 좋아하는 사람은 당연히 트랜스지방산을 많이 섭취하게 됩니다. 그 외 밀가루로 만든 빵에는 들어 있지만, 쌀에는 들어 있지 않습니다.

같은 사람이라도 양식을 많이 하는 사람과 일식을 많이 하는 사람은 트랜스지방산 섭취량이 상당히 다를 수 있기 때문에 자신이 어떤 종류의 식품을 섭취하고 있는지 생각해 보고 많이 섭취하는 가공식품의 성분 표시를 확인해 보는 편이 좋습니다.

소를 포함한 반추동물의 고기와 우유에 들어 있는 천연 트랜스지방산은 건강에 해롭지 않다는 데이터도 있습니다. 그러나 가공식품만큼 나쁘지는 않지만, 악영향을 미친다는 데이터도 있습니다. 아직은 연구 중인 단계입니다.

천연 트랜스지방산을 섭취하는 것은 동물성 식품을 많이 먹는다는 뜻입니다. 식물성 식품이라도 오메가6 지방산을 과다 섭취하면 뒤에서 설명하겠지만 질병을 유발하므로 적극적으로 섭취할 필요는 없습니다.

◉오메가3와 오메가6의 관계

다가불포화지방산 섭취 비율도 중요합니다.

포화지방산, 오메가3 또는 오메가6 지방산에 대해서는 많이 들었을 것으로 생각합니다. 오메가3와 오메가6 지방산은 인체에 필요한 필수 지방산으로, 다가불포화지방산의 일종입니다. 등푸른생선에 오메가3가 많다고 합니다.

포화지방산과 불포화지방산의 차이를 간단히 설명하면, 이중 결합의 유무에 따라 구분됩니다. 이중 결합이 있으면 불포화지방산, 없으면 포화지방산입니다. 불포화지방산은 다시 이중 결합의 수가 1개이면 단가불포화지방산, 2개 이상이면 다가불포화지방산이라고 합니다. 불포화지방산은 포화지방산에 비해 불안정하고 산화되기 쉽습니다. 트랜스지방산은 불포화지방산에 수소를 첨가해서 포화지방산처럼 산화되지 않도록 합성한 것입니다.

이렇게 설명하면 포화지방산이 더 좋은 것처럼 보이겠지만 실제로는 포화지방산 섭취량이 너무 많으면 동맥경화를 일으키기 쉽습니다. 산화가 잘되지 않는 지방산이라고 해서 많이 섭취해도 된다고 할 수는 없습니다.

포화지방산은 체내에서 합성할 수 있지만, 불포화지방산인 오메가3와 오메가6는 체내에서 합성되지 않기 때문에 음식으로 섭취해야 합니다. 이들은 체내에서 국소 호르몬의 원료가 되며, 오메가3가 염증을 억제하는 반면 오메가6는 염증을 촉진시키는 작용을 합니다. 둘 다 필요하지만, 체내 오메가3와 오메가6의 비율에 따라 염증 생성이 달라집니다.

이 섭취 비율이 동맥경화를 일으키기 쉬운지에 대한 지표가 됩니다. 오메가3가 많으면 동맥경화가 잘 일어나지 않고 오메가6가 많으면 일어나기 쉬우며, 또 이 섭취 비율이 심혈관 질환이나 치매와도 관련됩니다. 이와 관련된 데이터에서 흥미로운 점은 나라마다 비율이 완전히 다르다는 것입니다.

우리를 비롯해서 생선을 많이 먹는 나라에서는 오메가3의 혈액 속 비율이 높지만, 북미나 유럽은 나라에 따라서는 우리와 비교할 수 없을 정도로 낮은 곳이 있습니다[65].

이렇게 차이가 나는 이유는 식생활이 상당한 영향을 미치기 때문입니다. 오메가3 지방산은 주로 식물의 잎과 식물성 플랑크톤에 들어 있지만, 오메가6는 곡물과 콩에 들어 있습니다. 해조와 식물성 플랑크톤을 먹는 생선은 오메가3가 많고 반대로 곡물이나 콩을 먹인 가축은 오메가6가 많습니다. 따라서 이들을 먹은 인간에게도 똑같은 효과가 나타납니다.

오메가6가 많고 오메가3가 적으면 동맥경화나 치매를 일으키기 쉽습니다. 알레르기에도 관여하는데, 오메가3 섭취량이 많고 오메가6가 적으면 몸속이 바뀌면서 장기적으로 몸 상태가 좋아집니다. 또 오메가3가 많으면 총사망자 수도 줄어듭니다㊿.

현대인, 특히 동양에서도 서양식을 많이 먹는 사람은 오메가6의 섭취량이 많아집니다. 앞서 다른 나라와 비교할 때 우리는 아직 오메가3의 체내 비율이 높지만, 해마다 내려가고 있으므로 주의가 필요합니다㊿. **동맥경화를 예방하기 위해서는 트랜스지방산을 줄이고 오메가3를 늘리는 것이 중요합니다.**

❻⑤나라별 혈청 오메가3의 비율

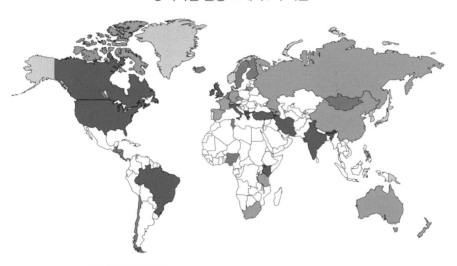

나라별 혈청 오메가3의 비율
- ≤ 4 %
- 4-6%
- 6-8%
- >8%

❻⑤Hathaway D, Pandav K, Patel M, Riva-Moscoso A, Singh BM, Patel A, Min ZC, Singh-Makkar S, Sana MK, Sanchez-Dopazo R, Desir R, Fahem MMM, Manella S, Rodriguez I, Alvarez A, Abreu R. Omega 3 Fatty Acids and COVID-19: A Comprehensive Review. Infect Chemother. 2020 Dec;52(4):478-495. doi:10.3947/ic. 2020.52.4.478. PMID : 33377319; PMCID : PMC7779984.에서 인용하여 일부 수정

◉칼슘과 인과 혈압

칼슘이라고 하면 뼈를 떠올리겠지만 혈압과도 관계됩니다. 칼슘 섭취량이 적거나 인(燐) 섭취량이 많으면 부갑상선 호르몬이 나옵니다[68]. 이 호르몬이 많으면 혈압이 쉽게 올라가서[69] 동맥경화를 일으키기 쉽습니다[70]. 체내의 칼슘과 인의 대사를 조절하는데, 이 호르몬은 혈액의 칼슘 농도가 높으면 분비가 감소하고, 혈액의 칼슘 농도가 낮아지면 분비가 증가합니다.

인이 많은 식품이라고 하면 어떤 생각이 떠오를까요?

인은 세포 안에서 에너지로 사용되는 아데노신3인산(ATP)에 들어 있기 때문에 식물에도 동물에도 존재합니다. 근육에도 많고 씨앗에도 많다는 특징이 있습니다.

인에서 오늘날 문제가 되는 것은 식품첨가물로 사용되는 인산염입니다[71]. 보존료로 사용되기 때문에 많은 가공식품에 사용됩니다. 햄과 베이컨 등의 가공육, 어묵, 절임, 도시락이나 반찬에도 사용되며 냉동식품에도 사용됩니다. 문제는 이 식품들에 인이 과다하게 들어 있다는 점입니다.

말하자면 식품첨가물로 사용되는 인산을 일상적으로

(67)성 및 연령군별 혈청 지방산 구성 비율

		남성 (n=1,070)						
		40–49 (n= 241)	50–59 (n= 268)	60–69 (n= 262)	70–79 (n= 243)	80–88 (n=56)	군 사이의 차 P	경향성 검정 P
n–3계 다가 불포화지방산	(wt%)	8.08±2.24	9.52±2.80	10.81±3.20	10.38±2.72	10.70±3.00	<0.01	<0.01
α–리놀렌산	C18:3n–3	0.81±0.25	0.89±0.28	0.85±0.25	0.92±0.28	0.94±0.27	<0.01	<0.01
EPA	C20:5n–3	1.94±1.02	2.55±1.41	3.12±1.65	2.78±1.34	2.97±1.54	<0.01	<0.01
DHA	C22:6n–3	4.67±1.22	5.36±1.39	6.05±1.63	5.89±1.43	5.96±1.46	<0.01	<0.01
n–6계 다가 불포화지방산	(wt%)	37.68±4.07	36.19±4.38	35.11±4.38	34.82±4.38	34.67±3.90	<0.01	<0.01
리놀산	C18:2n–6	29.82±3.98	28.94±4.11	27.96±4.27	27.94±4.16	27.64±3.92	<0.01	<0.01
		여성 (n=1,098)						
		40–49 (n= 263)	50–59 (n= 259)	60–69 (n= 261)	70–79 (n= 245)	80–87 (n=70)	군 사이의 차 P	경향성 검정 P
n–3계 다가 불포화지방산	(wt%)	7.81±2.02	9.41±2.42	10.14±2.34	10.54±2.74	9.84±2.65	<0.01	<0.01
α–리놀렌산	C18:3n–3	0.75±0.19	0.80±0.20	0.89±0.35	0.91±0.24	0.87±0.24	<0.01	<0.01
EPA	C20:5n–3	1.73±0.97	2.52±1.32	2.65±1.23	2.75±1.40	2.43±1.26	<0.01	<0.01
DHA	C22:6n–3	4.72±1.08	5.39±1.16	5.85±1.20	6.10±1.38	5.76±1.56	<0.01	<0.01
n–6계 다가 불포화지방산	(wt%)	40.05±3.28	38.27±3.74	36.69±3.70	35.30±3.72	34.94±3.73	<0.01	<0.01
리놀산	C18:2n–6	32.09±3.28	30.58±3.72	29.14±3.79	27.90±3.68	27.81±3.83	<0.01	<0.01

(67)오즈카 레이(大塚 礼)) 등 지역 거주 중장년 남녀의 성·연령 군별 혈청 지방산 구성 비율 일본영양·식량학회지(0287–3516) 66권 3호 Page147–153(2013.06) 2013328171, DOI : 10.4327/jsnfs.66.147에서 인용하여 일부 발췌

많이 섭취함으로써 신체에 악영향을 미치고 있다는 것을 상상할 수 있을 것입니다. 하지만 채소를 섭취할 때도 주의가 필요합니다. 비료로 인을 많이 사용하면 작물이 크게 자라지만, 그 결과 인이 풍부한 채소가 되기 때문입니다. 최근 수십 년간 농산물에 들어 있는 칼슘과 인의 추이를 살펴보면 칼슘이 줄어들고 인이 늘어난다는 것을 알 수 있습니다.

나는 무농약 무비료 채소나 제철 채소를 골라서 섭취합니다. 제철 작물은 비료가 적어도 잘 자라기 때문입니다.

채소를 먹으면 칼륨과 마그네슘을 풍부하게 섭취할 수 있는데, 이 인과 칼슘의 문제도 있습니다. 무농약 무비료 채소를 구하기 어려울 경우 가능한 한 제철 채소를 선택하면 동맥경화의 예방 및 개선에 더욱 도움이 됩니다.

◉비타민 D와 혈압

칼슘과 인에는 비타민 D도 관련이 있습니다.

비타민 D는 뼈를 튼튼하게 하지만, 혈압과 동맥경화에도 관여합니다. 뿐만 아니라 전신의 다양한 부위에 관련되므로 단순한 비타민이라기보다는 일종의 호르몬에 가깝다고 할 수 있습니다.

비타민 D는 체내에서 합성할 수 있습니다. 콜레스테롤을 원료로 해서 피부가 자외선에 노출되면 체내에서 만들어집니다.

이 비타민 D에는 간장에서 대사되는 것과 신장에서 대사되는 것이 있는데 앞서 언급한 부갑상선 호르몬이 증가하면 신장에서 대사되는 양이 너무 많아지게 됩니다.

신장에서 대사되는 비타민 D의 비율이 높으면 동맥경화를 일으키기 쉽습니다. 그러면 낮은 것이 좋을까요? 비타민 D 전체의 혈중 농도가 낮으면 전체 사망률은 올라갑니다[72].

문제는 신체 전체의 비타민 D 농도가 낮아지면 '신장'에서 대사되는 비타민 D의 비율이 높아집니다.

간장에서 대사되는 비타민 D는 20ng/㎖ 이하면 결핍, 30ng/㎖ 이하면 부족이며, 이상적인 수치는 50~70ng/㎖입니다.

비타민 D의 문제점은 너무 많거나 부족해도 동맥경화가 일어나기 쉽다는 것입니다[73].

비타민 D는 칼슘의 혈중 농도를 조절하는 작용을 합니다. 혈액 속 칼슘 농도가 높아지면 불필요한 곳에 칼슘이

들러붙어 이소성 석회화를 일으키는데, 그중 하나가 동맥경화입니다.

비타민 D는 신체에 필수적인 비타민이지만, 최근 데이터를 보면 대다수 현대인은 비타민 D가 부족합니다[74]. 특히 엄격한 채식주의자에게 부족하기 쉬우며, 특히 겨울에 줄어듭니다[75]. 왜냐면 비타민 D는 동물성 식품에 더 많이 함유되어 있고, 겨울에 햇빛이 약해지면 몸속에서 만들어지는 양도 줄어들기 때문이죠. 겨울철의 우울증도 비타민 D 부족과 관계됩니다.

식물성 식품 중 비타민 D를 섭취할 수 있는 식품은 건표고버섯과 건목이버섯입니다.

비타민 D의 전구체는 버섯을 햇볕에 쬐어야 만들어지기 때문입니다.

요약하면 인이 적고 칼슘이 풍부한 잎채소를 섭취하고, 칼슘의 흡수를 돕기 위해 비타민 D가 풍부한 건표고버섯이나 건목이버섯을 먹는 것이 좋습니다. 이외에는 정어리나 연어, 청어 같은 생선에도 비타민 D가 많이 함유되어 있습니다. 그리고 햇볕을 잘 쬐어야 합니다. 이는 비타민 D 생성뿐만 아니라 혈압과 동맥경화를 포함한 건강을 위해서도 필요합니다.

◉변화된 우리의 식생활

여기서 잠시 현대의 우리들이 어떤 음식을 먹고 있는지 살펴보겠습니다.

우리에게 좋은 식사는 '일즙삼채(一汁三菜: 국 하나에 세 가지 반찬)'라고 합니다. 이때 '채'는 원래 채소를 말합니다. 그런데 현대인들이 주로 먹는 가정식을 조사한 데이터를 보면 햄버거, 튀김, 카레, 만두, 고로케처럼 육류와 오메가6 지방산이 많은 음식뿐이라 '일즙삼채'와는 거리가 멉니다. 게다가 맞벌이 가구가 증가함에 따라 가공식품 섭취량이 늘어나고 있습니다.

이런 상황인지라 만성병이 증가하고 있습니다. 수명은 늘어나고 있지만, 환자는 계속 증가하고 있는 것입니다.

2차 세계대전 후 우리의 수명이 늘어난 이유를 태평양전쟁(1941~1945) 전부터의 사망 원인 통계를 통해 살펴보면 결핵이나 폐렴, 장염 같은 감염증이 줄어들었기 때문입니다. 젊은 나이에 감염증으로 사망하는 사람이 줄었기 때문에 평균 수명이 늘어난 것입니다.

얼마 전 한 환자와 이야기를 하다가 무덤 얘기가 나와

서 조상이 몇 살쯤 돌아가셨는지 물어보니 영유아기에 사망했거나 80세 정도까지 살았던 사람이 대부분이라고 합니다. 옛날에는 평균 수명이 40세였다고 하지만 실제로는 그 당시에 사람들이 대부분 40대에 사망한 것이 아니라 단명한 사람과 장수한 사람의 평균 나이를 계산해 보니 40세라는 뜻입니다.

앞서 뇌혈관 질환의 종류가 변화해 왔다고 말했는데, 뇌혈관 질환으로 사망하는 경우도 줄어들고 있습니다. 뇌출혈이 줄어들고 뇌경색이 늘어남과 동시에 사망자도 줄어들고 있습니다. 이것도 수명이 늘어난 이유 중 하나일 것입니다. 이유는 부족했던 비타민 B_{12}가 보충되었기 때문입니다. 식생활 환경이 변화하면서 동물성 단백질을 섭취하는 사람들이 늘어나고 겨울철에도 채소를 먹을 수 있게 된 것이 좋은 결과로 이어졌을 것입니다.

그 대신 암과 심혈관 질환이 증가하고 있고 당뇨병 환자 수는 폭발적으로 증가하는 추세입니다.

그 원인을 찾기 위해 국민영양조사에서 섭취하는 식품의 변화를 조사해 봤더니[76], 총칼로리가 감소하고 있었는데 탄수화물과 식물성 단백질, 식이섬유의 섭취량이 줄어들고 있었기 때문입니다. 반면 동물성 단백질과 동물성 지질을 포함한 지질 전체의 섭취

㉖ 식사와 당뇨병 환자 수의 변화

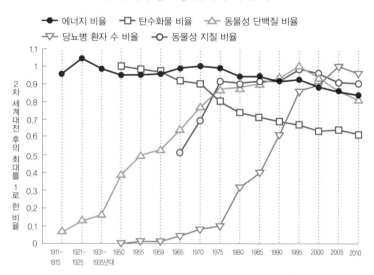

량은 증가하고 있습니다. 이러한 변화가 사망 원인에 영향을 준 것은 분명합니다.

흔히 탄수화물이 당뇨병의 원인이라고 하는데, 탄수화물 섭취가 줄었으니 당뇨병이 줄어들어야 하겠죠. 칼로리를 제한하라고 하는데 섭취 칼로리도 줄어들고 있습니다.

문제는 전체적으로 볼 때 동물성 단백질 섭취량이 늘어나서 당뇨병이 증가하고, 또 알레르기와 암도 증가하는 것입니다.

지금까지 살펴본 식사에 관한 연구를 보면, 동물성 단백질을 줄이고 식물성 단백질을 늘리며, 식이섬유(정제되지 않은 곡물과 채소, 과일)를 늘리는 것이 기본입니다. 심혈관 질환이든 총사망자 수든 암이든 마찬가지로 적용됩니다. 그런데도 정부에서는 이와 반대로 말하고 있습니다. 여기까지 읽어본 사람이라면 충분히 이해할 수 있을 것입니다.

◉혈압을 낮추기 위한 식생활 개선은 치매 위험도 줄인다

향후 우리가 걱정하는 질병 중 하나는 치매입니다. 고령화에 따라 치매 환자가 증가하면 의료비와 간병 문제가 심각해질 것이라는 우려의 목소리가 나옵니다.

앞서 오메가3와 치매의 관계에 대해 언급했는데 앞으로 고령자 가운데 중심이 될 단카이세대(1948년 전후 태어난 베이비붐 세대)는 동물성 지질과 단백질을 많이 섭취해 온 세대입니다. 일본에서 진행된 연구에서 연령이 낮아짐에 따라 혈중 오메가3가 감소하고 오메가6가 증가한다는 데이터가 있습니다. 나이 때문인지 식사 때문인지는 알수 없지만 50대에 오메가3 섭취가 부족하다는 것은 바람직하지 않습니다(161페이지의 도표❻❼ 참조).

고혈압과 치매의 관련성을 살펴보면, 중년기 고혈압은 미래의 치매 발병 위험을 증가시킨다고 하는데 고령자의 고혈압과 치매의 관련성은 명확하지 않고 혈압을 낮추면 오히려 인지 기능이 저하될 수 있다고도 합니다❼❼.

하루에 한 접시 이상의 채소를 먹으면 치매 발병 위험을 줄일 수 있다는 연구도 있습니다❼❽.

치매는 뇌의 당뇨병이라고도 합니다.

대만에서 진행된 연구에 따르면 중년기에 채소와 과일의 섭취량을 높이고 동물성 식품 섭취량을 줄이면 치매 위험을 낮출 수 있

다고 합니다. 위험성이 약 0.8배까지 내려갑니다.

치매의 유전적 요인과 생활 습관에 관한 연구를 살펴보면 심혈관 질환과 마찬가지로 위험을 낮출 수 있습니다[79]. 유전적 요인이 있어도 생활 습관을 개선하면 발병을 예방할 수 있습니다.

이 경우에도 개선해야 할 것은 담배와 운동, 식사, 알코올입니다.

즉 고혈압, 당뇨병, 심혈관 질환, 뇌졸중, 암, 치매는 모두 생활 습관병입니다. 유전적 요소도 관련이 있지만, 그것도 생활 습관을 개선하면 위험을 낮출 수 있습니다.

◉생활 습관을 개선하는 것이 경제적으로 이득

해외 연구를 보면 혈압을 낮추기 위한 생활지도에 1인당 몇백 달러가 든다고 합니다[80]. 하지만 몇만 엔이 든다 하더라도 생활지도를 통해 혈압 상승의 원인을 제거해서 질병을 예방할 수 있다면 오히려 의료비를 엄청나게 절약할 수 있습니다. 단 몇만 엔의 생활지도비로 300만 엔이나 되는 의료비를 절감하는 셈입니다. 게다가 심근경색이나 뇌경색이 되면 배가 넘는 돈이 들지만, 그 비용을 지불하

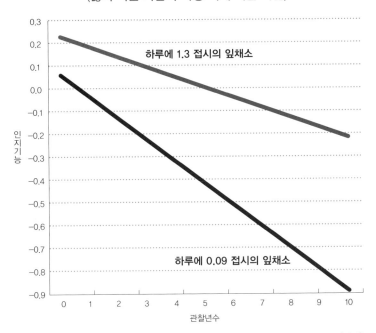

❼❽ 잎채소 섭취량에 따른 인지 기능 저하의 차이
(많이 먹는 사람과 가장 적게 먹는 사람)

❼❽ Morris M. C. Wang Y., Barnes L. L., Bennett D. A., Dawson–Hughes B., Booth S. L. (2018).
Nutrients and bioactives in green leafy vegetables and cognitive decline: prospective study.
Neurology 90e214–e222. 에서 인용하여 일부 개편, 발췌

지 않아도 됩니다. 이것은 본인에게 경제적으로 이익이 되지만 의료업계에는 불이익이 됩니다.

스스로 생활 습관을 개선하는 사람도 있습니다. 지금은 인터넷에서 다양한 정보를 접할 수 있고 관련된 책도 출판되고 있는 만큼, 이런 방식으로 배우면 몇천 엔 미만의 비용으로도 개선할 수 있습니다.

우리 클리닉에도 고혈압이나 동맥경화로 치료를 받는 환자가 있는데, 대부분은 생활지도와 단식으로 개선하고 있습니다. 동맥경화는 생활 습관만 개선해도 좋아집니다.

내가 참여했던 미국에서 진행되는 식물성을 기반으로 한 영양건강관리회의(Plant-Based Nutrition Health Care Conference)에서는 심근경색 환자가 식사와 운동만으로 약물 없이 관상동맥 협착이 없어진 사례가 몇 가지 소개되었습니다. 암이나 만성 류마티스 관절염 같은 질병의 치료 사례도 있었습니다.

이 회의에서는 비건(vegan), 즉 엄격한 채식주의를 추천하고 있습니다. 동물성 단백질은 전혀 섭취하지 않고 소금도 기름도 섭취하지 않습니다. 물론 기간 중에 제공된 세끼의 식사도 모두 비건 식사였습니다. 이렇게까지 철저하게 하는 것은 자각 증상이 별로 없는 사람에게는 힘들 수도 있습니다. 나는 치료 중에는 엄격한 식생활을 하고, 그 후에는 조금 느슨해져도 되지 않을까 생각합니다. 지금까지의 데이터에 나왔던 것처럼 완전하지 않아도 질병을 예방할 수 있기 때문입니다. 이후 본인이 어떻게 살아갈 것인지에 대한 결정권은 의사가 아니라 본인에게 있습니다.

나는 평소에는 채식주의자(베지테리언) 생활을 하고 있습니다. 소금과 기름을 사용하지만, 기본적으로 육류나 생선, 달걀, 유제품, 설탕을 먹지 않으려고 신경을 쓰는 정도입니다. 그래도 효과는 있다고 생각합니다.

◉일식 위주의 식생활 하기

흔히 채식주의자가 되면 먹을 수 있는 음식이 없다고 합니다. 외식할 때는 선택지가 상당히 제한적이라는 점은 분명합니다. 요즘은 외식할 때 육류나 생선에 탄수화물과 약간의 채소를 먹는 것이 최고입니다.

일본 정식 메뉴는 어느 것을 시켜도 그런 식으로 나옵니다. 중식 요리는 채소가 약간 들어가지만, 기본은 마찬가지입니다. 양식도 메인 요리는 육류나 생선이고, 전채 요리도 채소는 곁들여 먹는 정도입니다. 패스트푸드를 먹게 되면 거의 탄수화물에 육류가 전부죠. 앞서 살펴보았던 바람직한 식사와는 반대되는 내용입니다. 채소와 과일이 적고 정제된 탄수화물에 육류와 기름이 전부입니다.

만약 외식을 한다면 일식 메밀국수 정식을 추천합니다. 나는 일식이 채식주의와 아주 잘 맞는다고 생각합니다. 일식에는 두부나 낫토 같은 식물성 단백질에 식물성 발효 식품이 풍부합니다. 발효된 것은 풍미가 강해서 동물성 단백질이 없어도 맛을 잡아줍니다. 완전한 채식주의를 하는 사람은 별로 없겠지만 동물성 단백질 섭취량이 적은 인종이었다고 합니다. 그래서 일식이 섬세한 요리가 된 것이라고 생각합니다.

일식의 약점은 생채소를 먹지 않는다는 점, 잎채소의 양이 적다는 점, 설탕이나 탄수화물을 과잉 섭취하기 쉽다는 점입니다. 밥도둑이라거나 이것만 있으면 밥 몇 공기도 먹을 수 있다는 등의 말을 자주 듣는데, 이는 탄수화물이 주식이기 때문이죠. 쌀은 다른 곡류에 비해 단백질 함량이 많기 때문에 그런 점에서는 우수하지만, 지금까지 살펴본 것처럼 채소를 적게 먹고 곡물을 많이 먹으면 좋지 않습니다. 특히 우리에게는 쌀밥 신앙이 있는 것 같습니다. 잡곡이 섞여 있는 쌀은 가난을 상징한다고 생각하기 때문이겠죠. 그러나 정제된 탄수화물을 피하는 것이 좋은 생활 습관입니다.

정제되지 않은 쌀은 현미입니다. 현미는 사실 먹기가 좀 힘들어서 많은 양을 먹을 수가 없죠. 따라서 과식할 위험이 줄어듭니다.

우동이나 소면, 파스타, 라면은 정제된 밀가루로 만들었기 때문에 줄이는 것이 좋습니다. 메밀은 이나카소바(田舎蕎麦: 메밀껍질을 갈아 넣어 면을 만든 것) 혹은 겐소바(玄蕎麦: 껍질을 벗기기 전의 메밀 열매로 만든 것)가 정제되지 않은 탄수화물이므로 추천합니다. 참고로 삼온당(三溫糖)은 갈색을 띠지만 정제당(精製糖)입니다.

일식은 기름을 별로 사용하지 않는 요리가 많고 찌거나 삶거나 끓이는 경우가 대부분입니다.

트랜스지방산 부분에서 설명했듯이 튀기거나 굽거나 고온에서 조리를 하면 트랜스지방산이 많아지고 기름이 산화를 일으킵니다. 또 가열할 때 사용되는 기름의 대부분은 오메가6입니다. 기름을 별로 사용하지 않고 튀김이 적은 일식을 메인으로 해서 식사를 하면 몸속에서 일어나는 염증을 막을 수 있습니다.

결론적으로 일식은 채소와 과일을 많이 섭취하고, 정제되지 않은 탄수화물을 먹지만 양이 적으며, 작은 생선을 소량 섭취하므로

장수식이라고 할 수 있습니다.

◉장수 지역의 생활 습관

《블루존(Blue Zone)》이라는 책은 세계 장수 지역에서 공통으로 발견할 수 있는 식사 및 생활 습관을 조사한 것입니다. 이 책에 따르면 **100세 이상의 건강한 사람이 많이 사는 지역의 식사는 다음과 같은 공통점이 있다고 합니다.**

1. 채소와 과일을 많이 먹는다
2. 크지 않은 생선을 1주일에 여러 번 먹는다
3. 정제되지 않은 곡물을 먹는다
4. 표면이 고르지 않은 땅을 자주 걷는다

나는 유제품은 별로 권장하지 않지만, 발효가 진행되지 않은 신선한 치즈를 먹는 지역도 있습니다. 이런 경우 그 지역의 전통적인 제조법으로 만들어진 치즈로, 대형 슈퍼마켓에서 판매되는 것과 같은 종류의 프로세스 치즈나 상업용 치즈가 아닙니다.

올리브 오일이 몸에 좋다는 말은 많이 들었을 것입니

다. 실제로 지중해 지역에서는 흔히 사용되고 있습니다. 블루존 중에는 올리브 오일을 많이 사용하는 지역도 있는데, 슈퍼에서 흔히 볼 수 있는 올리브 오일과 그들이 사용하는 것과는 다릅니다.

일본의 올리브 오일 기준은 세계 기준과 다른데, 일본에는 엑스트라 버진 올리브 오일의 기준이 없으므로 대부분은 가짜라고 합니다. 그리고 전 세계적으로 엑스트라 버진 올리브 오일로 판매되고 있는 제품 중에는 생산지 위장이나 품질이 나쁜 것이 많다고 합니다.

따라서 지중해 연안의 장수 지역에서 사용되고 있는 엑스트라 버진 올리브 오일과 일본에서 판매되는 것은 다른 것일 가능성이 있습니다.

◉오키나와는 왜 장수현이 아니었을까?

현재의 일본은 편한 생활에 익숙해져서 예전에는 장수 지역이었으나 지금은 달라진 곳도 있습니다. 오키나와(沖縄)는 예전에는 일본에서 가장 장수하는 현이었지만 지금은 달라졌습니다.

오키나와의 장수식은 고구마를 많이 먹는 식사였습니

다. 스팸이나 타코 라이스(Taco Rice)와는 무관한 식사입니다. 하지만 2차 세계대전 이후로 식생활이 급변해서 결국 일본 제일의 장수현 자리에서 물러나 버렸습니다.

우리나라에서도 《블루존》과 비슷한 연구를 한 사람이 있습니다. 곤도 쇼지(近藤正二) 박사입니다. 《일본의 장수촌 단명촌(日本の長寿村短命村)》이라는 책을 썼습니다. 이 책에서는 장수촌의 특징은 80세가 넘어도 건강하게 일하고 있는 사람이 많고, 단명촌에서는 40세가 넘으면 여러 가지 질병이 생겨 일할 수 없게 된다고 합니다.

각 식사의 특징을 보면 흰쌀밥과 큰 물고기를 많이 먹고, 콩과 황록색 채소를 잘 먹지 않는 곳이 단명촌입니다. 이와 반대로 흰쌀이 아닌 잡곡밥과 콩을 많이 먹고, 가끔 작은 생선을 먹으며, 황록색 채소를 많이 먹는 곳이 장수촌입니다. 그리고 블루존과 마찬가지로 고르지 않은 땅을 자주 걷는 지역이 장수촌이 되기 쉽다고 합니다.

여담이지만 나는 이 책에서 남성이 단명하고 여성이 장수하는 마을의 이야기가 인상적이었습니다. 그런 마을에서는 육류나 생선, 흰쌀은 남자가 먹는 것, 채소나 콩은 여자가 먹는 것으로 여겨져 남녀의 식습관이 달랐다고 합니다. 그 결과 남녀의 수명에 차이가 나게 된 것입니다.

이는 남존여비 사회에서 여성이 남편에게서 빨리 벗어나기 위해 만든 습관인지, 아니면 남성에게 귀중한 것을 먹이고 싶다는 생각에서 나온 습관인지 알 수 없습니다.

남성 여러분, 매일 부인이 차려주는 밥상이라고 해서 육류나 생선을 계속 먹었다가는 계획 살인을 당할지도 모릅니다(농담).

화제를 되돌리면, 이 단명촌의 특징은 동맥경화증이 발생한다는 것입니다. 이것이 뇌졸중이나 협심증으로 발전하면 몸을 움직일 수 없게 됩니다.

오늘날 일반적인 일본인의 식사에는 정제된 탄수화물과 동물성 단백질이 많습니다. 단명촌 식사 그 자체입니다. 이런 식사를 계속하면 병에 걸리는 것은 어쩔 수 없는 일이겠죠.

◉혈압을 낮추는 식품

지금까지 동맥경화 예방과 혈압을 낮추는 식사법에 대해 살펴봤습니다.

이제 식품에 대해서 알아보겠습니다. 텔레비전이나 신문과 잡지에서 혈압이 떨어지면 강조하는 식재료가 있는데, 이것이 효과가 나타나기 위해 필요한 것 중 하나가 바로 생활 습관입니다.

생활 습관이 좋고 혈압이 높지 않은 사람에게는 이런 식품이 쉽게 효과를 나타내지만 애초에 혈압이 높지 않아서 효과를 인정받지 못합니다. 생활 습관이 나쁘고 혈압이 높은 사람은 혈압이 내려갈 가능성이 있지만, 효과가 좋다고 해도 섭취하는 성분의 효과를 넘어설 정도로 생활 습관이 나쁘다면 효과가 없어집니다. 오히려 더 나빠질 수도 있습니다.

혈압이나 동맥경화에 좋은 식품은 생활 습관을 개선해 나가면서 섭취하도록 권장합니다.

●파

양파는 동맥경화에 효과적인 식품인데 대파에도 같은 효과가 있습니다[31].

생양파가 좋다고 하지만 가열해도 효과를 기대할 수 있습니다. 나는 양파를 얇게 썰어서 매실초에 절여 먹는 것을 좋아합니다. 매실초와 양파 모두 고혈압에 효과가 있습니다.

양파 매실초 절임은 좋은 안주도 될 수 있고 채 썬 양배추에 뿌려 먹어도 맛있습니다.

● 매실초

매실초는 염분이 높다고 할 수도 있지만 의외로 혈압을 낮추는 효과가 있습니다. 매실장아찌(우메보시)도 마찬가지입니다.

실험실 결과로는 매실장아찌에 혈압을 상승시키는 호르몬 분비를 감소시키는 효과가 있다고 합니다. 또 매실장아찌에 들어 있는 폴리페놀은 항산화 작용을 하기 때문에 동맥경화를 억제하는 데도 효과가 있습니다.

● 마늘

마늘도 동맥경화를 억제하는 작용을 하고, 면역력을 높이는 효과도 있습니다. 마늘과 양파의 공통점은 유황이 함유되어 있다는 것입니다. 그 외에도 알리신 등 다양한 유효 성분이 포함되어 있습니다. 유황이라고 하면 유황 온천의 냄새를 떠올리게 될 텐데요. 이 냄새는 황화수소라는 성분입니다. 마늘이나 양파를 먹으면 몸속에서 황화수소가 발생되는데, 이 황화수소가 혈관을 확장시켜 혈압이 내려간다고 합니다. 내가 좋아하는 온천에 황화수소를 사용하는 곳이 있습니다. 황화수소의 농도가 높아서 그 온천에 들어가면 몸 상태가 좋아지는 느낌이 드는데, 이는 혈류 개선 작용 때문일 것입니다. 황화수소는 몸속에서 글루타티온이라는 항산화 효소를 증가시킵니다. 이런 작용은 마늘을 먹으면 얻을 수 있죠. 마늘은 그 외에도 여러 가지 작용을 합니다.

● 무

내가 좋아하는 무도 고칼륨 식품이므로 혈압을 낮추는 작용을 합니다. 특히 화산재 토양을 이용한 사쿠라지마(櫻島) 무에 함유된 성분이 효과가 높다고 합니다[82].

혈압과는 관계가 없지만, 무에는 여러 가지 소화효소가 많아 소화를 도와주는 작용을 합니다. 튀김과 함께 먹는 경우가 있는데, 소화를 도와주는 것 외에도 산화를 억제하는 작용을 하므로 조리 과정에서 산화된 기름의 나쁜 영향을 줄여줍니다. 튀김을 먹을 때는 무즙에 생강즙을 곁들이는 것이 좋습니다.

● 메밀

메밀에는 루틴이라는 성분이 함유되어 있어 항산화 작용을 하고 혈압을 낮추는 작용도 합니다[83].

루틴은 장(腸) 점막을 튼튼하게 만들어 주는 작용도 합니다. 일본에서 메밀이라고 하면 면이나 소바가키(메밀가루를 뜨거운 물로 반죽한 음식)를 떠올리지만, 갈레트처럼 크레이프(얇은 팬케이크) 형태로 만들거나, 가루로 만들지 않고 먹을 수도 있습니다. 메밀죽으로 만들어 먹는 지역도 있어 폭넓게 사용할 수 있는 식재료입니다.

● 낫토

낫토도 혈압을 낮추는 작용을 합니다[84].

낫토에 함유된 나토키나아제(nattokinase)는 혈전을 용해하는 작용을 하며 낫토에 많이 함유된 비타민 K에는 골다공증과 동맥경화를 막는 효과가 있습니다.

● 잎채소

그 외 잎채소도 지금까지 말한 이유로 혈압을 낮추는 작용을 합니다.

지금까지 거듭해서 채소가 혈압을 떨어뜨린다고 했는데, 그 이유는 여러 가지 채소에 들어 있는 비타민과 미네랄, 파이토케미컬이라는 성분 때문입니다.

각각 작용한다기보다는 상호작용할 가능성이 높습니다. 채소에 들어 있는 물질은 그 채소가 성장해서 자손을 남기기 위해 만들어진 비타민이나 파이토케미컬, 미네랄 같은 것들이 균형 있게 들어 있습니다. 채소를 통째 먹어야 그 성분들의 조합과 비율에 따라 효과를 나타낼 수 있습니다. 따라서 식품 전체를 먹는 편이 각 영양소의 상승효과가 잘 발휘됩니다.

내가 좋아하는 무즙에 파, 낫토, 매실초, 메밀, 잎채소, 이런 재료들만 있어도 충분히 한끼가 될 수 있습니다. 그 외에도 혈압에 좋은 식물은 많이 있지만, 제철 채소를 먹는 것이 중요합니다.

◉장내 환경과 동맥경화의 관계

잠시 장내 환경에 대해 살펴보겠습니다. 장내 환경이 나쁘면 대사증후군에 걸리기 쉬워지고 이것이 고혈압이나 동맥경화로 이어집니다[85].

우리가 입으로 먹은 것은 소화를 거쳐 몸속으로 흡수됩니다. 소화 과정을 보면 씹어서 삼킨 음식은 위액과 섞여서 십이지장으로 조금씩 흘러 들어가서 췌장액과 섞입니다. 그런 다음 소장에서 다시 분해되어 흡수되는데, 흡수되지 않은 찌꺼기는 대장으로 보내진 후 수분과 미네랄을 흡수하여 변이됩니다.

그런데 여기에는 중요한 과정이 빠져 있습니다. 장내 세균의 관여입니다. 사람의 장내는 어둡고 따뜻하고 습한 장소입니다. 그런 곳에 음식 찌꺼기를 두면 어떻게 될까요? 네, 썩어 버립니다. 사람이 먹은 것은 장(腸), 특히 대장에서 썩습니다. 발효와 부패의 차이는 뭘까요? 둘 다 미생물이 하는 활동인데 인체에 유용한 점이 많으면 발효, 유용하지 못하면 부패입니다. 여기에는 사람의 주관이 관련됩니다. 외국인이 낫토를 보고 썩었다고 해도 많은 일본인(낫토를 싫어하는 간사이인은 제외)은 발효라고 주장할 것입니다.

사람의 장내에서도 마찬가지로 음식이 장내 세균에 의해 분해됩니다. 흔히 유익균, 유해균이라고 하는데 이것도 사람의 입장에서 본 견해입니다. 장내 미생물 입장에서 보면 사람이 미생물을 운반하고 멀리 이동시켜서 영양원을 공급해 주는 가마꾼으로 보일 수도 있습니다.

장내 세균이 장내에서 작용하여 사람에게 주는 것은 무수히 많습니다. 사람이 생각하는 것보다 많은 부분을 사람과 미생물이 공유하고 있습니다. 영양원도 마찬가지입니다. 세균도 살아가기 위해 탄수화물과 단백질이 필요하고 비타민과 미네랄도 사용합니다. 그리고 세균은 뇌 속의 신경 전달 물질인 세로토닌과 가바(GABA)도 만듭니다. 호르몬 종류의 물질과 사이토카인도 만들죠.

사람의 식습관이나 운동 습관이 세균에게 영향을 미치고 세균이 만든 물질이 다시 사람에게 영향을 줍니다. 흔히 사람은 사람에게 의지할 수 있다고 하지만, 사람은 사람에게만 의지하는 것이 아니라 수많은 세균에게도 의지해서 살아갑니다 86 87.

◉장내에서 만들어지는 고혈압의 원인 물질

사람의 기분은 장내가 어떤 상황에 있는지에 따라 달라집니다. 오늘 쾌변을 해서 기분이 좋다는 것은 단지 속 시원하게 변을 봤다는 것만이 아니라, 좋은 변이 나온 상태라면 장내에서 좋은 물질이 만들어졌기 때문에 기분이 좋은 것입니다.

이 책의 본론으로 돌아가서, **장내에서 만들어지는 혈압을 강력하게 올리는 물질이 있습니다. 아민류라는 화합물입니다. 이들은 장내 세균이 아미노산을 대사해서 만듭니다. 뇌졸중이나 심근경색의 마지막 계기는 이 물질입니다.**

그러면 아민류를 만드는 것은 무엇일까요? 음식으로 결정됩니다. 사람이 먹은 것을 분해해서 만들기 때문에 아민류의 재료가 되는 음식을 많이 먹으면 만들어집니다. 아민류의 원료는 단백질입니다.

세균은 사람의 음식 취향에 따라서도 좌우됩니다.

유익균은 식이섬유를 좋아합니다. 즉 채소나 과일, 미정제 곡물을 말합니다. 유해균은 동물성 단백질을 좋아합니다. 육류나 생선, 달걀, 유제품을 말합니다. 뇌경색이나 심혈관 질환의 위험을 낮추는 식사는 유익균을 늘리고 유해균을 줄이는 것입니다.

●식물성 식품의 중요한 작용

정리하면, 식물에는 파이토케미컬이라는 항산화 물질이 들어 있습니다. 동물은 산소를 사용하여 에너지를 얻는데 이때 활성산소가 만들어집니다.

생물은 이 활성산소를 제거하는 기능(항산화 기능)을 가지고 있습니다. 하지만 나이가 들면서 해마다 그 기능이 떨어집니다. 그러면 노화가 시작되면서 병에 걸리기 쉬워지는데 이때 활성산소 제거 기능의 저하를 보완해 주는 것이 식물이 만드는 파이토케미컬입니다. 파이토케미컬에도 다양한 유형이 있습니다. 활성산소 제거, 염증 억제, 미토콘드리아의 기능 향상, 면역 세포 활성화, 호르몬 작용 등이다.

또 식물에는 비타민과 미네랄도 들어 있습니다. 몸을 좋은 상태로 유지하기 위해서는 비타민과 미네랄이 필요합니다. 예를 들어 다이쇼시대에는 주요 사인 중 하나였던 각기병의 원인이 비타민 B_1 결핍 때문입니다. 현미에는 비타민과 미네랄이 들어 있습니다. 그런데 정미 과정을 거쳐 그 영양소가 없어진 백미를 너무 많이 먹어서 각기병이 되어버린 것입니다.

현재는 식량이 풍부해서 영양 결핍이 일어나지는 않지만, 비타민 부족으로 여러 가지 질병에 걸리는 사람이 있습니다. 피로감, 구내염, 습진, 근육통, 신경통은 비타민 B군 결핍으로 인해 발생합니다. 육류에는 파이토케미컬이 들어 있지 않습니다. 또 곡물은 정제되거나 식물과 콩이 가공되는 과정에서 비타민과 미네랄이 손실됩니다. 정제나 가공을 하면 식이섬유뿐만 아니라 여러 가지 영양소가 손실됩니다.

예를 들어 마그네슘은 혈관을 확장시키는 미네랄 중 하나인데 이것도 정제하거나 가공하는 과정에서 손실이 됩니다. 혈압을 올리는 나트륨과는 반대로, 칼륨은 혈압을 낮추는 작용을 합니다. 동물성 식품에는 나트륨 함유량이 많고 식물성 식품에는 칼륨 함유량이 많습니다. 이런 점을 봐도 식물성 식품은 혈압을 낮추는 작용을 합니다.

짜증을 잘 내는 사람은 염분이 많은 음식을 먹으면 더욱 짜증을 쉽게 냅니다. 반대로 칼륨이 많은 식품을 먹으면 진정됩니다. 이는 나트륨은 교감신경을 자극하는 작용을, 칼륨은 부교감신경을 자극하는 작용을 하기 때문입니다. 그래서 무엇을 먹느냐에 따라 이렇게까지 영향을 미치는 것입니다.

식물성 식품과 동물성 식품 중 어느 쪽을 더 많이 먹느냐에 따라 혈압이나 동맥경화에 큰 영향을 미친다는 것을 이해했으리라 생각합니다.

◉치주 질환도 동맥경화의 한 원인

앞서 세균 이야기를 했는데, 고혈압이나 동맥경화와 관련된 감염증이 있습니다. 중년 이상의 80%가 걸리는 감염증인 치주 질환입니다[88].

치주 질환이 있으면 고혈압 발생 위험이 높다는 것은

생각도 못했겠지만, 치주 질환도 고혈압의 큰 요인 중 하나입니다. 장내와 마찬가지로 입속에도 여러 가지 세균이 있습니다. **치주 질환은 잇몸에 염증을 일으키는 세균이 증식함으로써 발생하는데 입속의 세균은 잇몸의 상처를 통해 혈액 안으로 쉽게 들어갈 수 있습니다. 이 균이 혈관 내피세포라는 곳에서 염증을 일으킵니다. 혈관 내피세포 장애는 고혈압과 동맥경화를 일으킵니다.**

심근경색을 일으킨 사람의 플라크, 산화된 콜레스테롤이 쌓여 있는 곳을 조사해 보니 대부분 치주 병균이 있었다는 논문이 있습니다[39].

치주 질환이 있는 상태에서 음식을 먹거나 치간 칫솔질을 하거나 치석을 제거하면 피가 납니다. 피가 난다는 것은 균이 혈액 안으로 들어갈 가능성이 있다는 뜻입니다. 입속은 세균투성이입니다. 특히 치주질환자들이 그렇습니다. 치주 질환이 있을 경우 치료하는 것이 고혈압 치료에도 도움이 됩니다.

치주 질환도 생활습관병 중 하나이므로 생활 습관을 개선하면 치료할 수 있습니다. 정제 탄수화물이 적고 오메가3 지방산과 비타민 C, 비타민 D가 많은 식사는 치주 질환의 염증을 줄입니다. 고혈압, 고지혈증, 고요산혈증, 당뇨병뿐만 아니라 암과 치매도 생활습관병입니다. 그 외 난치병에도 생활 습관이 상당히 관련된 것이 많습니다.

일상적으로는 요통, 무릎 통증, 어깨 통증, 목 결림에도 생활 습관이 관련됩니다. 허리나 무릎이 아파서 고생하는 사람도 많은데, 단순한 뼈나 근육의 문제가 아니라 생활 습관의 영향 때문인 경우가 많습니다. 실제로 식사를 바꾸기만 해도 오랜 통증이 없어지는 사람도 있습니다. 백미를 포함한 혈당지수(GI, Glycemic index)가 높은 탄수화물은 좋지 않습니다. 이는 지금까지 말해 온 내용과 같습니다.

여러 가지 데이터를 통해 설명해 왔지만, 좋은 생활 습관을 유지하는 것은 어느 한 가지에만 효과가 나타나는 것이 아닙니다. 혈압을 낮출 뿐만 아니라 장내 환경을 개선하고 염증을 가라앉힙니다. 또 항산화 기능을 하며 면역이 적절한 기능을 하도록 조절합니다. 이것은 고혈압과 동맥경화가 단순히 혈관의 문제가 아니라 몸 전체의 문제점을 드러내는 것이기 때문입니다.

즉 좋은 생활 습관은 전신 건강을 좋게 하고 혈관에도 좋은 효과를 가져다줍니다. 근시안적인 방법이 아니라 생활습관병 전체에 효과가 있습니다. 이 정도로 효과가 있다면 의료비 절감 효과는 엄청납니다.

실제로 생활 습관을 개선하면 의료비가 절감된다는 데

이터가 있습니다. 최근 노후 자금 문제가 거론되고 있는데, 평생 부담하는 의료비의 대부분은 노후에 지출됩니다. 안심하고 노후를 맞이하기 위해서는 무의미한 지출을 줄이는 것이 중요합니다. 지출을 줄이는 가장 좋은 방법은 병에 걸리지 않는 것입니다. 의료비뿐만 아니라 간병비도 문제가 된다는 점을 고려하면 치매에 걸리지 않는 것도 중요합니다.

치매에 걸리면 가족이나 간병인의 도움을 받아야 하기 때문입니다. 경우에 따라서는 집이나 요양 시설에서 밤낮으로 간병을 해야 하고, 그러면 간병인의 생활 리듬이 깨집니다. 야근을 하거나 밤낮이 뒤바뀐 생활을 계속하면 어떻게 될까요? 간병인이 치매에 걸리기 쉬워집니다[90]. 즉, 치매가 대물림되는 것입니다. 어처구니없는 유산을 물려받는 것입니다.

그 외에도 수면 리듬이 붕괴되면 고혈압이나 동맥경화, 암의 원인이 되기도 합니다.

◉짧은 수면 시간이 생활습관병을 초래

수면 시간이 짧아도 혈압이 상승합니다.

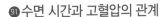

(91)수면 시간과 고혈압의 관계

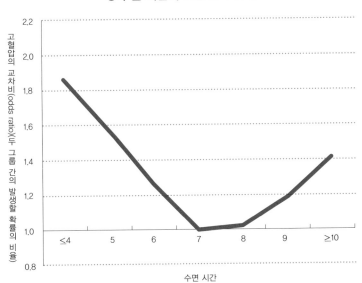

(91)Grandner M, Mullington JM, Hashmi SD, Redeker NS, Watson NF, Morgenthaler TI. Sleep duration and hypertension: analysis of 〉700,000 adults by age and sex. J Clin Sleep Med. 2018;14(6) : 1031–1039. doi : 10.5664/jcsm.7176에서 인용하여 일부 개편, 발췌

혈압이 상승할 뿐만 아니라 생활습관병 전체에 나쁜 영향을 줍니다. 피로가 풀리지 않아 잠이 부족한 다음 날은 몸 상태도 나빠집니다. 더욱이 젊은 층은 수면 부족으로 인한 고혈압의 영향을 받기가 더 쉽습니다.

젊은 나이에는 밤을 새워도 괜찮다는 사람도 있지만, 건강에 문제가 됩니다.

대규모 연구에서는 약 7시간의 수면 시간이 고혈압 위험이 가장 적고, 수면 시간이 너무 길거나 짧으면 고혈압에 걸리기 쉬워집니다[91].

수면 시간은 고혈압뿐만 아니라 모든 생활습관병과 관련이 있습니다. 수면 시간이 짧은 경향이 있습니다. 이것은 근대화와 디지털화가 큰 이유입니다. 최근 수면 시간이 짧은 쇼트 슬리퍼(short sleeper)가 유행인 듯한데, 장기적 관점의 부작용은 아직 알 수 없습니다.

인간에게는 적당한 휴식이 필요합니다. 또 사람은 앉아서 자는 것만으로는 충분하지 않습니다. 등을 대고 누워서 자는 것이 가장 좋다고 합니다.

현재 많은 사람이 교대 근무로 일하고 있습니다. 고령자가 늘어나는 것 이상으로 치매 환자도 늘어나고 있고, 요양 시설에서 일하는 사람도 증가하고 있으며, 24시간 영업하는 가게나 공장도 있습니다.

교대 근무는 생체 리듬을 깨뜨려 치매 위험을 높입니다. 관점을 바꿔 생각하면 편리함이나 효율을 우선시하면 치매가 증가하고, 치매가 증가하면 치매의 대물림에 따라 다음 세대에 치매가 증가할 가능성이 있습니다.

잠시 생각을 해 봅시다.

지금은 고령화가 문제가 되고 있지만, 그 후에는 인구가 감소되겠죠. 인구가 많은 세대에 치매가 증가하면 그 간병은 인구가 적은 젊은 세대가 맡게 됩니다. 아직은 괜찮아도 미래에 사회가 간병비를 지원하지 못해서 부모와 자식 모두가 무너질지도 모릅니다. 그런 사태를 예방하기 위해서라도 수면은 중요합니다.

수면을 적절하게 취해서 밤에 잠을 자고 활동하지 않는다면 부작용이 있을까요? 수면 시간으로 미래의 부담을 줄일 수 있다면 이만큼 저렴하게 건강을 지키는 방법도 없을 것입니다.

밤에 잠을 자기 위해서는 아침 이른 시간에 아침 햇살을 쬐는 것이 중요합니다.
햇살을 쬐면 16시간 후에 멜라토닌 호르몬이 뇌의 송과체라는

부위에서 분비됩니다. 멜라토닌은 수면을 촉진하는 작용을 합니다. 그 외에도 우리 몸에 쌓인 활성산소를 제거하는 항산화 작용을 하기 때문에 제대로 분비되어야 합니다.

햇볕을 쬐는 것은 당연한 일이지만, 현대인은 일조량이 부족하기 쉽습니다.

아침에 일어나 햇볕을 쬐고 밤에 숙면해서 생활습관병이 줄어들면 그 이상 기쁜 일은 없을 것입니다.

맺음말

사람들의 수입은 한정되어 있는데 의료비나 간병비에 많은 비용을 지불하는 것은 바람직하지 않습니다. 말하자면 꼭 필요한 지출만 하는 게 바람직하고, 좀더 즐거운 일에 돈을 쓰는 편이 의미가 있지 않을까요. 매년 의료비와 간병비로 10만 엔을 쓰는 것보다 그 돈으로 여행을 간다면 더 즐겁고 건강한 삶을 살 수 있지 않을까요.

현재 국민건강보험과 간병보험이 강제로 부과되고 있습니다. 그래서 해마다 보험료가 오르고 있다는 것을 실감하고 있습니다. 의료비와 간병비가 늘어나도 환자는 계속 증가하고 간병이 필요한 사람도 더욱 늘어나고 있습니다. 의료비는 고령화의 영향 때문이기도 하지만 고령화보다 빠른 속도로 증가하고 있습니다. 환자나 간병이 필요한 사람도 늘고 있는데, 금액이 증가하면 관리 비용이 증가하게 마련입니다. 약 30년 전부터 의료비 감액이 과제로 거론되고 있지만, 오히려 계속 증가하는 추세입니다.

의료나 간병이 필요 없다고 해도 보험료를 돌려줄 리는

없으므로, 사용하는 편이 이득이라고 생각하게 되는 것은 어쩔 수 없는 일입니다.

정부가 정말로 국민을 건강하게 만들어 주고 싶다면 약을 먹는 것보다는 이 책에서 말하는 것처럼 건강해지는 식습관이나 생활 습관을 권하는 홍보 활동을 더 적극적으로 해야 합니다. 하지만 다른 홍보 활동에 비해 국민 건강에 도움을 주기 위해 돈을 사용하지는 않는 것 같습니다.

미국에서는 전 국민 의료보험이 없는 상황에서 의료비가 치솟아, 중산층 사람들도 병에 걸리면 파산할 정도여서 예방 의료에 적극적으로 나서는 사람들이 늘어났습니다. 우리는 전 국민 건강보험을 실시하고 있어, 병에 걸려 의료비가 고액일 경우에도 일정액 이상은 지불하지 않아도 되는 제도가 있습니다. 좋은 제도이기는 하지만 양날의 검입니다. 하지만 지금의 제도로는 예방에 대해 관심을 가지지 않을 것입니다.

이대로 의료비가 계속 증가한다면 아무래도 이 제도는 파탄 나고 말 것입니다. 감히 말하자면 이 제도가 파탄 나기 전에는 질병을 예방하기 위해 관심을 가지는 사람이 늘어날 것 같지는 않습니다.

건강 문제는 자기 책임만으로 해결할 수 없는 측면도

있습니다. 대기오염이나 소음, 전자파 문제 등이 그렇습니다. 또 직장에서 교대 근무가 많은 것도 사회적인 문제가 되는데 이는 개인이 어떻게 할 수 있는 것이 아닙니다. 그리고 식염에 포함된 미세 플라스틱 문제라든가 많은 레시피에서 사용되고 있는 상백당이 건강 문제를 초래하고 있습니다. 하지만 이들에 대한 규제는 전혀 없습니다. 담배와 마찬가지로 위험성이 있는 식재료라고 알릴 필요가 있습니다.

이런 것들을 재검토하지 않는 한, 정부가 국민의 건강을 진지하고 중요하게 생각한다고는 말할 수 없습니다.

하지만 나는 이런 상황에 감사해야 하지 않을까 생각하기도 합니다. 정부가 하지 않은 덕분에 내가 할 일이 있기 때문이죠.

이번 책은 고혈압에 대한 주제입니다. 고혈압은 건강상 좋은 상태는 아니므로 가능하면 혈압을 낮추는 게 좋습니다. 하지만 많은 사람에게 해당되는 중등도의 고혈압에서는 약으로 혈압을 낮춰도 동맥경화의 위험성은 줄어들지 않고 부작용의 위험이 있는 데다 돈도 많이 든다고 설명했습니다.

심근경색을 예방하기 위해 약을 먹었지만 약 때문에 오히려 심근경색이 발병했다든가, 혈압이 조금 높을 뿐인데 약을 먹어서 당뇨병이 발병한 경우는 많은 사람의 데이터를 통해 알게 되었습니다. 책을 읽어 보니 약을 먹는 것보다 생활 습관을 고치는 편이 효과적이고 경제적이라는 것을 알게 되었으리라 생각합니다.

일단 '고혈압은 약을 사용해서 치료하는 것이다'라는 생각이 사람들 머릿속에 뿌리내리면 그 생각을 바꾸기가 힘듭니다. 갈릴레오는 종교재판에서 "그래도 지구는 돌고 있다"라고 말했다지만, 태양을 중심으로 지구가 돌고 있는 것이 당연한 지금의 상식이 그 시대에는 죄가 되었습니다. 진실을 말했을 뿐인데 감옥에 갇혀 버린 것이죠. 그만큼 사람의 생각은 편견에 따라 좌우됩니다. 있는 그대로의 사실이 아니라 만들어진 편견에 따라.

내가 중요하게 생각하는 감각에 '이상'이 생겼습니다. 부자연스럽고 뭔가 이상합니다.

고혈압약에 관해서도 이상하게 생각하는 사람이 많을 테지만, 환자의 입장에서는 훌륭한 의사 선생의 말이라는 이유로 자신의 감각을 차단해 버립니다. 그러면 생각을 심어주고 싶은 쪽에서 말하면 듣는 쪽에서는 그렇게 생각해 버리기도 합니다.

의사가 "고혈압이니까 약을 먹읍시다"라고 말하는 것과 환자가 스스로 "고혈압이라 걱정되니 약을 주세요"라고 할 경우 어느 쪽이 마케팅으로 성공할까요? 환자 스스로 약을 먹고 싶다고 말하게 하는 것이 좋겠죠. 고혈압은 무서운 병이라는 생각을 확산시키면, 과학적인 데이터에 따라 약을 먹는 것이 좋다거나 먹지 않아도 된다는 것이 아니라 "무서워서 약을 먹고 싶다"라고 생각하게 됩니다. 환자가 원한다는데 필요 없다고 설득하기는 힘든 일이죠.

이 무서운 병은 주변에도 전파됩니다. 맹목적으로 잘못된 정보를 믿고 두려워하면서도 그런 사람들은 자신의 생각이 과장된 것이 아니라고 합니다. 그렇게 해서 주변 사람들에게 악영향을 미치게 되죠. 그 결과 '고혈압에는 약을 먹는 것이 당연하다'라는 인식이 생깁니다.

나는 약을 먹고 싶지 않다는 사람에게 생활 습관에 대해 조언하고 있습니다. 생활 습관에 대해 조언하면 경우에 따라서는 진료가 한 번으로 끝나 버립니다. 실천할지 말지는 환자에게 달려 있지만, 생활 습관을 개선할 수 있다면 고혈압약을 먹는 경우보다 심근경색이나 뇌경색의 위험성이 훨씬 떨어집니다. 그뿐만 아니라 총사망률도 낮아집니다. 의사로서의 나는 1년에 한 번 정도 생활 습관에 대한 조언을 하는데, 받아주는 것이 고맙지만 그럴 필요도 없어지겠죠.

생활 습관의 조언을 듣는 것보다 이 책에 적혀 있는 내용을 실천하는 것이 가장 효율적이라고 생각합니다. 미국에서는 혈압을 1mmHg 낮추려면 평균 62달러가 필요하다는 연구가 있습니다.

이 책을 읽는 데 5시간이 걸리니까 시급 3,000엔을 받는 사람이라면 1만 5,000엔이 필요한 셈입니다. 이 책을 읽고 어떤 행동을 한 결과, 혈압이 최소 5mmHg 떨어진다면 미국에서 생활 습관에 대한 조언을 받는 것보다 효과적입니다.

치료비 몇백만 엔의 돈이 굳은 셈이니 경제적으로도 바람직하죠.

고혈압에는 생활 습관을 개선하는 것이 혈압 강하제를 먹는 것보다 건강에도 경제적으로도 효율적이라는 점을 알려드리고 싶어서 이 책을 썼습니다.

쉽게 말해서 체중이 많이 나가면 빼고, 운동하고, 좋은 환경에서 자란 채소를 많이 먹고, 정제된 곡물은 피하고,

육류는 줄이면 됩니다. 가공식품을 피하고, 담배를 피우고 있다면 끊어야겠죠. 심호흡을 하고, 물을 자주 마시며, 밤에는 푹 자고, 일찍 일어나 햇볕을 쬡니다. 산이나 숲, 바다로 가서 자연환경을 즐기는 것도 좋습니다.

예전에는 당연했던 일이 당연하지 않은 시대가 되었습니다.

편리하고 안락한 시대가 되었지만, 몸에는 과부하가 걸렸습니다. 이를 어떻게 파악할 것인가는 사람마다 다를 것입니다. 십인십색(十人十色)이라고 하듯이 자기만의 방식을 이용해도 좋습니다. 사람마다 성격이 다르듯이 체질도 다릅니다. 그런 점을 무시하고 똑같이 치료하려고 하면 잘되지 않습니다. 사람이 살아남으려면 다양성이 필요합니다. 모두가 같은 일을 할 필요는 없고, 그러면 오히려 인류가 살아남을 가능성이 줄어들겠죠.

어떤 생활방식이 좋았는지는 후세의 사람들이 알게 될 것입니다. 그러나 인류의 역사로 생각해 보면 사람은 오랫동안 친숙한 자연환경에 적응하고 있는 것은 명백합니다. 온고지신이라는 말처럼 옛것을 익히고 그것으로 새것을 알아가면서 말이죠.

고혈압을 생활 습관으로 해결하고자 하는 사람은 지금

은 소수에 불과할지도 모릅니다. 하지만 가까운 장래에 그것이 다수가 되기를 바랍니다.

많은 정보가 넘치는 가운데 이 책에서는 내가 좋다고 생각하는 정보를 소개했습니다. 고혈압에 대해 언급하고 있지만, 고혈압에 그치지 않고 많은 생활습관병에 적용해도 효과적인 내용이라고 자부합니다. 고혈압이 그렇듯 생활습관병은 최근 문제가 되는 사회문제나 환경문제와도 관련이 있습니다. 문득 정신을 차리고 보니 사람과 자연 사이에 큰 격차가 생겨 버렸습니다. 이 격차를 줄이는 것이 건강으로 가는 길입니다.

마지막으로 이 책을 출판할 계기를 만들어 주신 고미네 치과의원의 고미네 가즈오 선생님, 강연을 허락해 주신 내추럴 스타일(Natural style)의 오기와라 아야코 님을 비롯한 여러분, 제 강연을 듣고 책으로 만들 것을 제안해 주신 출판사 유사부르의 마츠모토 타쿠야 대표님, 또 이 책에서 인용할 내용을 연구 · 조사해 주신 여러 선생님, 지금까지 저와 관련하여 지도해 주신 모든 분, 그리고 저의 서툰 문장과 글자를 해독해서 편집해 주신 편집자 여러분께 감사 드립니다. 이분들 덕분에 이 책이 세상 밖으로 나올 수 있었습니다.

진짜 마지막으로 지금까지도 그리고 앞으로도 우리의 존재를 응원해 주는 이 우주에 감사드리며, 이 책을 마무리하겠습니다.

여러분의 건강한 삶을 기원합니다.

저자 **야마구치 다카야**

참고문헌일람(参考文献一覧)

❶ 東 幸仁 動脈硬化の第一段階としての血管内皮障害 内科学会雑誌 第96巻 第8号・平成19年8月10日

❷❼ 厚生労働科学研究費補助金(政策科学総合研究事業(政策科学推進研究事業)) 総合研究報告書 生活習慣・健診結果が生涯医療費に及ぼす影響に関する研究 研究代表者 辻 一郎 東北大学大学院医学系研究科公衆衛生学分野・教授

❸ 小久保喜弘, 国内外の脳卒中の推移 2017年12月 日循予防誌 第52巻 第3号 総説(循環器病予防総説シリーズ 3: 記述疫学編 1)

❹ LK Dahl SALT INTAKE AND DEVELOPMENT OF ESSENTIAL HYPERTENSION International Journal of Epidemiology 2005;34:967-972

❺ James P. Sheppard et al. Benefits and Harms of Antihypertensive Treatment in Low-Risk Patients With Mild Hypertension JAMA Intern Med. doi:10.1001/jamainternmed.2018.4684

❻ Samaneh Akbarpour el at. Healthy lifestyle behaviors and control of hypertension among adult hypertensive patients. nature SCIEnTIFIC RepoRTS ¦ (2018) 8:8508 ¦ DOI: 10.1038/s41598-018-26823-5

❽ Shizuka Sasazuki et al. Body Mass Index and Mortality From All Causes and Major Causes in Japanese: Results of a Pooled Analysis of 7 Large-Scale Cohort Studies J. Epidemiol 2011;21(6):417-430

❾ (https://epi.ncc.go.jp/can_prev/evaluation/2830.html)

❿ David R. Jacobs, Jr el at. Cigarette Smoking and Mortality Risk Twenty-five-Year Follow-up of the Seven Countries Study ARCH INTERN MED/ VOL 159, APR 12, 1999

⓫ Wen Qin et al. Light Cigarette Smoking Increases Risk of All-Cause and Cause-Specific Mortality: Findings from the NHIS Cohort Study Int. J. Environ. Res. Public Health 2020, 17, 5122

⓬ Nabavizadeh P, Liu J, Havel CM, et al. Vascular endothelial function is impaired by aerosol from a single IQOS HeatStick to the same extent as by cigarette smoke Tob Control 2018;27:s13-s19.

⓭ https://world-heart-federation.org/news/air-pollution-and-cardiovascular-disease-awindow-of-opportunity/

⓮ Hammer MS, Swinburn TK, Neitzel RL. 2014. Environmental noise pollution in the United States: developing an effective public health response. Environ Health Perspect 122:115-119;

⓯ Gould van Praag, C. D. et al. Mind-wandering and alterations to default mode network connectivity when listening to naturalistic versus artificial sounds. Sci. Rep. 7, 45273;

⓰ Buxton et al. A synthesis of health benefits of natural sounds and their distribution in national parks PNAS 2021 Vol. 118 No. 14 e2013097118

⑰ Fatma A. Mohamed el qt. Study Of The Cardiovascular Effects Of Exposure To Electromagnetic Field. Life Science Journal. 2011;8(1):260-274]

⑱ M.L. Pall Wi-Fi is an important threat to human health Environmental Research 164 (2018) 405-416

⑲ K. Vangelova and D. Velkova STRESS AND FATIGUE IN OPERATORS UNDER RADIOFREQUENCY ELECTROMAGNETIC RADIATION AND SHIFT WORK Acta Medica Bulgarica, Vol. XLI, 2014, No 2

⑳ Miller AB el at. (2019) Risks to Health and Well-Being From Radio-Frequency Radiation Emitted by Cell Phones and Other Wireless Devices. Front. Public Health 7:223. doi: 10.3389/fpubh.2019.00223

㉑ Santini R. et al. Enquête sur la santé de riverains de stations relais de téléphonie mobile: I/incidences de la distance et du sexe [Investigation on the health of people living near mobile telephone relay stations: I/Incidence according to distance and sex]. Pathol Biol (Paris). 2002 Jul;50(6):369-73. French. doi: 10.1016/s0369-8114(02)00311-5. Erratum in: Pathol Biol (Paris). 2002 Dec;50(10):621. PMID: 12168254.

㉒ Fujioka and Ishikawa Remnant Lipoproteins and Atherosclerosis Journal of Atherosclerosis and Thrombosis Vol.16, No.3

㉓ N.A. Strobel et al. Oxidative stress biomarkers as predictors of cardiovascular disease International Journal of Cardiology 147 (2011) 191-201

㉔ 石垣 泰 動脈硬化発症・進展における血中酸化 LDL の重要性 糖尿病 53(4):231～233, 2010

㉕ Iain P Hargreaves Ubiquinone: cholesterol's reclusive cousin   Ann Clin Biochem 2003; 40: 207-218

㉖ Ray KK, Seshasai SR, Erqou S, Sever P, Jukema JW, Ford I, Sattar N. Statins and all-cause mortality in high-risk primary prevention: a meta-analysis of 11 randomized controlled trials involving 65,229 participants. Arch Intern Med. 2010 Jun 28;170(12):1024-31. doi: 10.1001/archinternmed.2010.182. PMID: 20585067.

㉗ Wang, B.; Qiu, J.; Lian, J.; Yang, X.; Zhou, J. Gut Metabolite Trimethylamine-N-Oxide in Atherosclerosis: om Mechanism to Therapy. Front. Cardiovasc. Med. 2021, 8, 723886.

㉘ The Role of Glucagon in the Pathophysiology and Treatment of Type 2 Diabetes https://doi.org/10.1016/j.mayocp.2017.12.003

㉙ Aston-Mourney K, Proietto J, Morahan G & Andrikopoulos S 2008 Too much of a good thing: why it is bad to stimulate the beta cell to secrete insulin. Diabetologia 51540-545. (doi:10.1007/s00125-008- 0930-2)

㉚ Sharavana G el at. Lutein attenuates oxidative stress markers and ameliorates glucose homeostasis through polyol pathway in heart and kidney of STZ-induced hyperglycemic rat model. Eur J Nutr. 2017;56(8):2475-2485.

㉛ J. Sundstro ̈ m and B. Neal Replacing the current hypertension control paradigm European Heart Journal-Quality of Care and Clinical Outcomes (2015) 1, 17-22

㉜ Matsui S, Sobue T, Zha L, Kitamura T, Sawada N, Iwasaki M, Shimazu T, Tsugane S. Long-term antihypertensive drug use and risk of cancer: The Japan Public Health Center-based prospective study. Cancer Sci. 2021 May;112(5):1997-2005. doi: 10.1111/cas.14870. Epub 2021 Apr 1. PMID: 33660381; PMCID: PMC8088916.

㉝ Taylor, Hu, and Curhan Thiazide diuretics, β-blockers, and diabetes risk DIABETES CARE, VOLUME 29, NUMBER 5, MAY 2006

㉞ Lv J et al. (2012) Effects of Intensive Blood Pressure Lowering on Cardiovascular and Renal Outcomes: A Systematic Review and Meta-Analysis. PLoS Med 9(8): e1001293. doi:10.1371/journal.pmed.1001293

㉟ Sripal Bangalore et al. Antihypertensive drugs and risk of cancer: network metaanalyses and trial sequential analyses of 324 168 participants from randomised trials. www.thelancet.com/oncology

㊱ J.A.H. Masoli et al. Blood pressure in frail older adults Age and Ageing 2020; 49: 807-813

㊲ Sierra C (2020) Hypertension and the Risk of Dementia. Front. Cardiovasc. Med. 7:5. doi: 10.3389/fcvm.2020.00005

㊳ Reeve E, Jordan V, Thompson W, Sawan M, Todd A, Gammie TM, Hopper I, Hilmer SN, Gnjidic D. Withdrawal of antihypertensive drugs in older people. Cochrane Database Syst Rev. 2020 Jun 10;6(6):CD012572. doi: 10.1002/14651858. CD012572. pub2. PMID: 32519776; PMCID: PMC7387859.

㊴ SS Hedayati et al.: Non-pharmacological aspects of blood pressure control Kidney International (2011) 79, 1061-1070

㊵ Marijon et al Sports-Related Sudden Death Circulation. 2011;124: 672-681.

㊶ Lippi et al. Sudden Death and Physical Exercise Seminars in Thrombosis & Hemostasis Vol. 44 No. 8/2018

㊷ スポーツと死因別死亡の地域相関研究 柴田 陽介(浜松医科大学 健康社会医学講座)、村田 千代栄、野田 龍也、早坂 信哉、尾島 俊之 運動疫学研究: Research in Exercise Epidemiology (1347-5827)11巻 Page8-16(2009. 03)

㊸ Xu,S.;Baker,J.S.;Ren,F. The Positive Role of Tai Chi in Responding to the COVID-19 Pandemic. Int. J. Environ. Res. Public Health2021,18,7479.

㊹ Wang et al. Tai Chi, Walking, Jogging, and Mortality Am J Epidemiol. 2013;178(5): 791-796

㊺ Liu J, Chen P, Wang R, Yuan Y, Li C (2012) Effect of Tai Chi Exercise on Immune Function in Middle-aged and Elderly Women. J Sports Med Doping Stud 2:119.

doi:10.4172/2161-0673.1000119

㊻ Campbell JP and Turner JE (2018) Debunking the Myth of Exercise- Induced Immune Suppression: Redefining the Impact of Exercise on Immunological Health Across the Lifespan. Front. Immunol. 9:648. doi: 10.3389/fimmu.2018.00648

㊼ B. Xi et al. Sugar-sweetened beverages and CVD risk. British Journal of Nutrition(2015), 113, 709-717

㊽ Yokoyama Y el at. Vegetarian diets and blood pressure: a meta-analysis. JAMA Intern Med. 2014 Apr;174(4):577-87. doi: 10.1001/jamainternmed.2013.14547. PMID: 24566947.

㊾ Sun Y et al. Association of major dietary protein sources with all-cause and causespecific mortality: the Women's Health Initiative (FS03-08-19). Curr Dev Nutr. (2019) 3(Supplement_1): nzz046. doi: 10.1093/cdn/nzz046.FS03-08-19

㊿ Tammy Y N Tong et al. Risks of ischaemic heart disease and stroke in meat eaters, fish eaters, and vegetarians over 18 years of follow-up: results from the prospective EPIC-Oxford study.BMJ 2019;366:l4897 | doi: 10.1136

(51) Kim H, Caulfield LE, Garcia-Larsen V, Steffen LM, Coresh J, Rebholz CM. Plant-Based Diets Are Associated With a Lower Risk of Incident Cardiovascular Disease, Cardiovascular Disease Mortality, and All-Cause Mortality in a General Population of Middle-Aged Adults. J Am Heart Assoc. 2019 Aug 20;8(16):e012865. doi: 10.1161/JAHA.119.012865. Epub 2019 Aug 7. PMID: 31387433; PMCID: PMC6759882.

(52) Kim H, Caulfield LE, Garcia-Larsen V, Steffen LM, Coresh J, Rebholz CM. Plant-Based Diets Are Associated With a Lower Risk of Incident Cardiovascular Disease, Cardiovascular Disease Mortality, and All-Cause Mortality in a General Population of Middle-Aged Adults. J Am Heart Assoc. 2019 Aug 20;8(16):e012865. doi: 10.1161/JAHA.119.012865. Epub 2019 Aug 7. PMID: 31387433; PMCID: PMC6759882.

(53) TJ Key et al. Mortality in vegetarians and non-vegetarians:a collaborative analysis of 8300 deaths among 76,000 men and women in five prospective studies public Health Nutrition: 1 (I), 33-41

(54) Badimon L., Peña E., Arderiu G., et al. C-reactive protein in atherothrombosis and angiogenesis. Frontiers in Immunology . 2018;9(1):p. 430. doi: 10.3389/fimmu.2018.00430.

(55) Jensen PN et al. (2018) The association of estimated salt intake with blood pressure in a Viet Nam national survey. PLoS ONE 13(1): e0191437. https://doi.org/10.1371/journal. pone.0191437

(56) Katsuyuki Miura el at. Dietary Salt Intake and Blood Pressure in a Representative Japanese Population: Baseline Analyses of NIPPON DATA80 J Epidemiol 2010;20(Suppl 3):S524-S530 doi:10.2188/jea.JE20090220

(57) Pickering,R.T el at. Higher Intakes of Potassium and Magnesium, but Not Lower Sodium, Reduce Cardiovascular Risk in the Framingham Offspring Study. Nutrients

2021, 13, 269. https:// doi.org/10.3390/nu13010269

(58) F.H. Messerli et al. Sodium intake, life expectancy, and all-cause mortality European Heart Journal (2021) 42, 2103-2112

(59) Fu et al Nonpharmacologic Interventions for Hypertension J Am Heart Assoc. 2020;9:e016804. DOI: 10.1161/JAHA.120.016804

(60) Yumi Nakamura et al.Effect of Increased Daily Water Intake and Hydration on Health in Japanese Adults Nutrients 2020, 12, 1191

(61) Khera AV et al. Genetic risk, adherence to a healthy lifestyle, and coronary disease. N Engl J Med. 2016;375(24):2349-2358. doi: 10.1056/NEJMoa1605086.

(62) Chiuve S.E., Mccullough M.L., Sacks F.M., Rimm E.B. Healthy Lifestyle Factors in the Primary Prevention of Coronary Heart Disease Among Men. Circulation. 2006;114:160-167. doi: 10.1161/CIRCULATIONAHA.106.621417.

(63) Estadella D el at. Lipotoxicity: effects of dietary saturated and transfatty acids. Mediators Inflamm. 2013;2013:137579. doi: 10.1155/2013/137579. Epub 2013 Jan 31. PMID: 23509418; PMCID: PMC3572653.

(64) Kiage JN el at. Intake of trans fat and all-cause mortality in the Reasons for Geographical and Racial Differences in Stroke (REGARDS) cohort. Am J Clin Nutr. 2013 May;97(5):1121-8. doi: 10.3945/ajcn.112.049064. Epub 2013 Apr 3. PMID: 23553155; PMCID: PMC3628378.

(65) Hathaway D, et al.Omega 3 Fatty Acids and COVID-19: A Comprehensive Review. Infect Chemother. 2020 Dec;52(4):478-495. doi: 10.3947/ic.2020.52.4.478. PMID: 33377319; PMCID: PMC7779984.

(66) Harris WS el at. Fatty Acids and Outcomes Research Consortium (FORCE). Blood n-3 fatty acid levels and total and cause-specific mortality from 17 prospective studies. Nat Commun. 2021 Apr 22;12(1):2329. doi: 10.1038/s41467-021-22370-2. PMID: 33888689; PMCID: PMC8062567.

(67) 大塚 礼 等 地域在住中高年男女における性・年齢群別の血清脂肪酸構成比率 日本栄養・食糧学会誌(0287-3516)66巻3号 Page147-153(2013.06) 2013328171, DOI:10.4327/jsnfs.66.147

(68) Kemi VE, Kärkkäinen MU, Rita HJ, Laaksonen MM, Outila TA, Lamberg-Allardt CJ. Low calcium: phosphorus ratio in habitual diets affects serum parathyroid hormone concentration and calcium metabolism in healthy women with adequate calcium intake. Br J Nutr. 2010 Feb;103(4):561-8. doi: 10.1017/S0007114509992121. Epub 2009 Sep 28. PMID: 19781123.

(69) Nyirenda, Moffat J; Padfield, Paul L. Parathyroid hormone and hypertension. Journal of Hypertension23(9):p1633-1634,September2005. ¦DOI: 10.1097/01.hjh.0000179508.84479.90

(70) Fujii H. Association between Parathyroid Hormone and Cardiovascular Disease. Ther Apher Dial. 2018 Jun;22(3):236-241. doi: 10.1111/1744-9987.12679. Epub 2018

Apr 30. PMID: 29707916.

⑦ Calvo MS, Moshfegh AJ, Tucker KL. Assessing the health impact of phosphorus in the food supply: issues and considerations. Adv Nutr. 2014 Jan 1;5(1):104-13. doi: 10.3945/an.113.004861. PMID: 24425729; PMCID: PMC3884091.

⑫ Heath AK, Kim IY, Hodge AM, English DR, Muller DC. Vitamin D Status and Mortality: A Systematic Review of Observational Studies. Int J Environ Res Public Health. 2019 Jan 29;16(3):383. doi: 10.3390/ijerph16030383. PMID: 30700025; PMCID: PMC6388383.

Xikang Fan, Jiayu Wang, Mingyang Song, Edward L Giovannucci, Hongxia Ma, Guangfu Jin, Zhibin Hu, Hongbing Shen, Dong Hang, Vitamin D Status and Risk of All-Cause and Cause-Specific Mortality in a Large Cohort: Results From the UK Biobank, The Journal of Clinical Endocrinology & Metabolism, Volume 105, Issue 10, October 2020, Pages e3606-e3619, https://doi.org/10.1210/clinem/dgaa432

⑬ Wang J, Zhou JJ, Robertson GR, Lee VW. Vitamin D in Vascular Calcification: A Double-Edged Sword? Nutrients. 2018 May;10(5):E652. DOI: 10.3390/nu10050652. PMID: 29786640; PMCID: PMC5986531.

⑭ Asakura K, Etoh N, Imamura H, Michikawa T, Nakamura T, Takeda Y, Mori S, Nishiwaki Y. Vitamin D Status in Japanese Adults: Relationship of Serum 25-Hydroxyvitamin D with Simultaneously Measured Dietary Vitamin D Intake and Ultraviolet Ray Exposure. Nutrients. 2020 Mar 11;12(3):743. doi: 10.3390/nu12030743. PMID: 32168939; PMCID: PMC7146414.

⑮ Crowe FL, Steur M, Allen NE, Appleby PN, Travis RC, Key TJ. Plasma concentrations of 25-hydroxyvitamin D in meat eaters, fish eaters, vegetarians and vegans: results from the EPIC-Oxford study. Public Health Nutr. 2011 Feb;14(2):340-6. doi: 10.1017/S1368980010002454. Epub 2010 Sep 21. PMID: 20854716.

⑯ 著者作成

⑰ Reitz C., Luchsinger J.A. Relation of Blood Pressure to Cognitive Impairment and Dementia. Curr. Hypertens. Rev. 2007;3:166-176. doi: 10.2174/15734020 7781386747.

⑱ Morris M. C. et al.(2018). Nutrients and bioactives in green leafy vegetables and cognitive decline: prospective study. Neurology 90 e214-e222.

⑲ Lourida I, Hannon E, Littlejohns TJ, Langa KM, Hyppönen E, Kuzma E, Llewellyn DJ. Association of Lifestyle and Genetic Risk With Incidence of Dementia. JAMA. 2019 Aug 6;322(5):430-437. doi: 10.1001/jama.2019.9879. PMID: 31302669; PMCID: PMC6628594.

⑳ Zhang D, Wang G, Joo H. Am J A systematic review of economic evidence on community hypertension interventions. Prev Med. 2017;53:0-30.

㉑ Olas B. Anti-aggregatory potential of selected vegetables—Promising dietary components for the prevention and treatment of cardiovascular disease. Adv. Nutr.

2019;10:280-290. doi: 10.1093/advances/nmy085.

㉜ Sasaki M. el at.Characteristic Analysis of Trigonelline Contained in Raphanus sativus Cv. Sakurajima Daikon and Results from the First Trial Examining Its Vasodilator Properties in Humans. Nutrients. 2020;12:1872. doi: 10.3390/nu12061872.

㉝ Kreft M. Buckwheat phenolic metabolites in health and disease. Nutr Res Rev. (2016) 29:30-9. 10.1017/S0954422415000190

㉞ Jensen, G. S.; Lenninger, M.; Ero, M. P.; Benson, K. F. Consumption of nattokinase is associate dwithreduced blood pressure and von Wille brand factor, a cardiovascular risk marker: Results from a randomized, double-blind, placebo-controlled, multicenter North American clinical trial. Integr. Blood Press. Control 2016, 9, 95-104.

㉟ Robles-Vera I., Toral M., Duarte J. Microbiota and Hypertension: Role of the Sympathetic Nervous System and the Immune System. Am. J. Hypertens. 2020;33:890-901. doi: 10.1093/ajh/hpaa103.

㊱ Sampson TR, Mazmanian SK. Control of Brain Development, Function, and Behavior by the Microbiome. Cell Host Microbe (2015) 17(5):565-76. doi: 10.1016/j.chom.2015.04.011

㊲ Lee SH et al. Emotional well-being and gut microbiome profiles by enterotype. Sci Rep. 2020;10:1-9.

㊳ Munoz AE et al. Periodontitis is associated with hypertension: A systematic review and meta-analysis. Cardiovasc Res 2020: 116(1): 28-39.

㊴ Atarbashi-Moghadam F. el at. Periopathogens in atherosclerotic plaques of patients with both cardiovascular disease and chronic periodontitis. ARYA Atheroscler. 2018;14:53-57.

㊵ Leso V., Caturano A., Vetrani I., Iavicoli I. Shift or night shift work and dementia risk: A systematic review. Eur. Rev. Med. Pharmacol. Sci. 2021;25:222-232. doi: 10.26355/eurrev_202101_24388.

㊶ Grandner M et al.Sleep duration and hypertension: analysis of > 700,000 adults by age and sex. J Clin Sleep Med. 2018;14(6):1031-1039. doi:10.5664/jcsm.7176

212

☐ 저자와 역자 소개

지은이

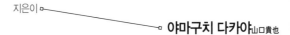

야마구치 다카야 山口貴也

1977년 출생. 아이치현 출신.

이와테의과대학 졸업 후, 의료법인 덴쇼카이의 가메다종합병원, 모바라 기능클리닉, 의료법인 케이지카이의 나노하나클리닉, 의료법인 사단세이코카이의 세이코카이병원, 의료법인 사단도스케카이의 후지시마클리닉 근무를 거쳐 야마구치의원을 개업했다.

졸업 후에 영양학과 동양의학, 서양의 전통의학, 대체요법을 공부하고, 생활 습관이 질병을 만든다는 것을 알게 되었다. 2016년, 야마구치의원을 개업하여 질병의 원인이 되는 생활 습관을 고쳐주는 지도를 주로 하고 있다.

2016년 히가시쿠니노미야 문화상을 수상.

옮긴이

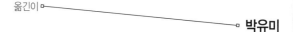

박유미

소통하는 글로 저자와 독자 사이의 편안한 징검다리가 되고 싶은 번역가로 영남대학교 식품영양학과 졸업 후 방송통신대학에서 일본학을 공부하며 번역 에이전시 엔터스코리아 일본어 전문 번역가로 활동하고 있다. 주요 역서로는 《일 년에 14kg 쑥! 내장지방 말리는 가장 의학적인 방법》 《당질 중독》 《최강의 해독법》 《호흡력이야말로 인생 최강의 무기이다》 《의사에게 의지하지 않아도 암은 사라진다(공역)》 《콜레스테롤을 낮추는 29가지 습관》 《당을 끊는 식사법》 《원시인 식사법》 다수가 있다.

최신 의학 데이터로 알게 된
약 · 저염에 의존하지 않고 혈압을 낮추는 방법

2024년 3월 29일 1판1쇄 발행

지은이   야마구치 다카야
옮긴이   박유미

발행인   최봉규
발행처   청홍(지상사)
출판등록   1999년 1월 27일 제2017−000074호

주소   서울 용산구 효창원로64길 6(효창동) 일진빌딩 2층
우편번호   04317
전화번호   02)3453−6111 **팩시밀리**   02)3452−1440
홈페이지   www.cheonghong.com
이메일   c0583@naver.com

한국어판 출판권 ⓒ 청홍(지상사), 2024
ISBN   979−11−91136−24−1 03510